JN269363

つい「凹《へこ》んでしまう」から抜け出す本

すぐに効く「植木式セラピー」

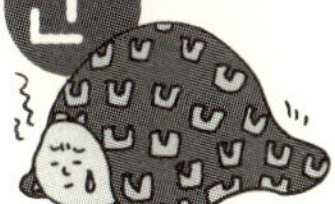

心理学者・臨床心理士
植木理恵

大和出版

はじめに
～いつもがんばっているあなたへ

体ダルい。寝ていたいなあ。昨日も上司にあんなこと言われたし。しかも曇りだし。てゆうか、仕事辞めたい。よし、今日は休もう……でもなあ……。

……私の朝は、こんなとりとめもないため息まじりに凹《へこ》んだ心。ベッドの中から出られずに、いつまでも頭の中がグルグル……。

こういうことを友人に吐露すると、

「うそ。アナタがそんなに凹み人間なのに、よく他人様のカウンセリングなんてできるわね」

と、たいてい目を丸くされます。

たしかにそう思われるでしょうね。

私自身が、実はもともとエネルギーの少ないタイプ。そのうえ、ちょっとしたことで気分が凹んでしまう、もろい性格でもあるんです。

それなのに、人の悩みを聞いたり、心理学の講義をしたり、メンタルヘルスセミナーをするのが職業だなんて、妙なことかもしれません。

ところが！　です。

長年、そういった仕事をやっているうちに、ようやくわかってきたことがあるんです。

それは、いくら自分に元気がない日でも、他人を励ましたり助けたりしていると、いつの間にか、「こちらが」だんだん元気になってくる、ということ。

私は、これを「メンタル・ギブの法則」と呼んでいます。

メンタル・ギブとは、人を励ますこと、人に優しくすること。そして、ときには自分のエネルギーを手わたしてあげること。

こうするだけで、なんと〝凹んだ気持ち〟からスッキリと抜け出せるのです。

具体的には、

① 相手から感謝され好感を持たれる

② しかも、実はあなたもいつの間にか元気になる！

③ そして凹みグセがスッキリ解消される

などなど、まさにメリットだらけ。

そこで本書では、意欲心理学と臨床心理学の知見からヒントを得た、「メンタル・ギブの法則」を余すところなくご紹介しようと思います。

実際のところ、「メンタル・ギブの法則」の効果は抜群です。

「落ち込んでもすぐに回復できるようになった！」

「すごくカンタンに元気になれる！」

「毎日が充実感でいっぱい！」


こんな声が、実に多くの方から続々と届いています。

でも、なかには、

「そうはいっても、そんなことをするのは難しいのでは？」

と疑心暗鬼になっている方もいらっしゃるかもしれません。

大丈夫です！

この方法、難しいことはひとつもありません。

やることは実に簡単。本当にすぐできることばかりです。


最近、ちょっと元気のないあなた。

「なんだか凹みっぱなしだな」と感じている方。

まずはどのページからでもいいので、この本を読んでください。

そして実践してみてください。

実際に試していただければ、「つい凹んでしまう」ことなどなくなり、しだいに心が優しく、そしてタフになっていくことが実感できるはずです。

植木　理恵

すぐに効く「植木式セラピー」 つい「凹んでしまう」から抜け出す本 目次

はじめに ～いつもがんばっているあなたへ

第1章 知らないうちにがんばりすぎていませんか？

立ち直ろうとすればするほどうまくいかない理由

第2章 凹みから抜け出すカギは意外なところにあった！

いつもの「行動」をちょっと変えるだけでいい

2 2つ目のメンタル・ギブ、それは「充実」をあげること

3 最後のメンタル・ギブ、それは「関係」を強める言葉

おわりに ～もっと力がわいてくる！元気になれる！

本文デザイン……齋藤知恵子
イラスト……斎藤ひろこ（ヒロヒロスタジオ）
＊本書は以前に刊行しておりました『「ココロのため息」がスーッとなくなる本』に加筆を加え、内容・構成等を再編集したものです。

第 1 章

知らないうちに がんばりすぎていませんか?

立ち直ろうとすればするほどうまくいかない理由

1

〝やる気〟はどこから来るの？

元気は自分ではつくれない

そもそも元気とかやる気というものは、自分で「エイッ！」とか声をかけて絞り出せるものでしょうか？

まあ、ある程度エネルギーがあるときだったら、たしかにそれも可能かもしれません。だけど、もうどうしようもないくらい、悲しかったり、疲れ果てているときってありますよね。

めまぐるしく時間が過ぎ、人間関係もギスギスした現代社会で生きていると、もうエネルギーゼロになるまで心が枯れ果ててしまうことって、少なくありません。

そんな状態で、エイッとかソレッとか自分を鼓舞しても、ゼロの状態から元気なんて「製造」できるものじゃありませんよね。

それどころか！

アメリカの心理学者ウェグナー氏らの研究によると、「自力で必死にがんばろうとするほど、かえって物事はうまくいかない」……らしいのです。

己を鼓舞すればするほど、失敗の悪循環にはまる。

なんて皮肉なプロセスなんでしょうか。心理学では「ironical process theory」と呼ばれている有名な現象なんです。

たとえば、私自身に最近起きた例としては、自転車で駅に向かっているときにその日はたまたま工事中だったのか、右側に深い溝ができていたんです。

そういうときは、とっさにこんな心の動きがわきおこります。

「わあ、絶対に落ちたくない。右には近づかないようにしなくては！」と。

するとなんとも皮肉なことに、注意すればするほど心とは裏腹に、どんどんハンドルが、右方面へと向かって行ってしまうんです。もしも溝に気がつかずに運転していたら、普通にまっすぐと、スイスイ進めていたはずなのに。

あなたには、これと似たようなご経験はありませんか。

これは、気をつけようと注意すればするほど、かえってそっちに注意を奪われて引きずりこまれる不思議な現象です。

また、あなたには、こんなご経験はないでしょうか。自分に「ダメダメ！」と言い聞かせたり、用意周到に計画しすぎたりしたことで、かえってうまくいかなくなった経験が。

そして実は今もなお、この現象の「ドツボ」に、毎日知らず知らずのうちにはまっているかもしれませんよ。

人は気をつけようとすればするほど

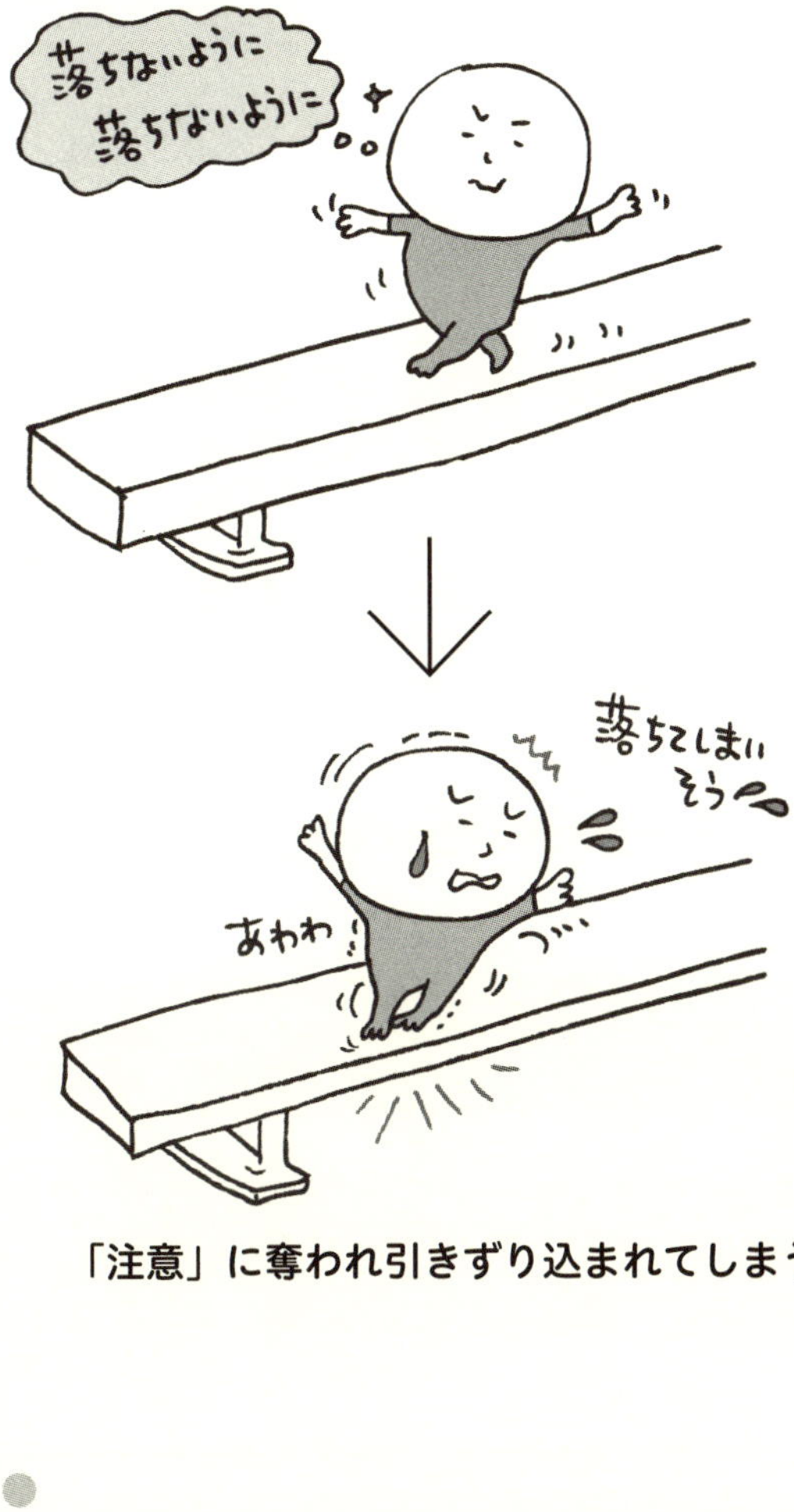
落ちないように
落ちないように
落ちてしまいそう
あわわ

「注意」に奪われ引きずり込まれてしまう

〝無我の境地〟はありえない⁉

ところでこの10年くらい、お坊さんとか有識者の体験的・経験的なエピソードに寄って、「がんばらない生き方」とか「しがみつかない人生」といったフレーズを耳にすることが、急増しているような気がしませんか。そして、そういう風潮は聴き手の賛同を得るようで、これに共感する方は少なくないですよね。

私も基本的には、そういった「肩に力を入れすぎない考え方」が理想的だと賛同しています。

しかしそういう生き方を本当に「実践」できているかというと……、これがなかなか難しい。

お坊さんとか有識者の方たちは、きっと、ご自身の「長年の修行経験」でその境地に至ったのでしょう。とんでもない苦労を重ねながら、少しずつ、「がんばらない生き方」という無我の境地にたどりつかれたのでしょうね。

しかし、私のような凡人には、そんなことってなかなか難しい。ツラいことが重なるとすぐに現状が嫌になり、悪あがきを重ね、一刻も早く打開しようと余計な計らいをする。その結果、肩に妙な力が入り、自転車が溝にはまってしまうような事態に陥るのです。

無我の境地への修行は、凡人にはむずかしいですね。情けないですが、私はたぶん一生、無理かも。

2 がんばらないために「がんばる！」のしくみ

元気になれる近道があった！

だからこそ、私たち「普通の」人には、「そうなれたら素敵だけど……、じゃあなんで、がんばらない生き方が『合理的』だと言えるの？　証拠は何なの？」

という、エビデンス（学問的根拠）が必要なのです。

苦行や修行はスルーさせてもらって、手っ取り早く元気を取り戻すためには、心理学的なカラクリを、具体的に「頭で」納得することが近道です。つまり、修行が難しいという人には、知識というもうひとつの武器があるというわけです。

心理学の知識をまったく知らないでいる人や、頭から否定する人は、とても損をしていると、私は思います。なぜなら、知識はその人の行動や発言を変えるからです。そして、それらの行動が「幸福」をもたらす確率は、すごく高いと断言できます。

それに、いくら立派な観念を体験者が語っている本や講演に出会っても（心の浄化として素晴らしい経験になりますが）、その観念を「支える」科学的メカニズムがボンヤリしていると……、話を聞いた瞬間は、おお！　と感涙を流したとしても、翌日以降、実際問題として自分の生き方を変えるのは、難しいと思うのです。

だからこそ、成功体験を支える知識、特に心理学が、私たちのような普通の人には大切であり、何より即効性があると考えます。

「幸せな気持ち」になるために必要なのは（少なくとも凡人にとっては）、苦しい修行なのではなく、楽しい範囲で続けられる「勉強」ではないでしょうか。うまくいかない自分のことを、せめて「理屈」として分かっておくだけでも、ずいぶん気がラクになるものです。気がラクになれば、次の対策も立てやすくなるのです。

重ね合わせて読んでみよう～悲劇の努力家たち～

これから、皮肉過程理論の「ドツボ」にはまった分かりやすい例として、ある3人の方についてお話します。


1人目は、失恋から4年も抜け出せない男性（38歳）。

2人目は、長年ウツウツとした気分でむなしい女性（21歳）。

そして3人目は、ここ一番！　というときにパニクってしまう女性（36歳）。

3人に共通していることは、みんなすごーく努力をしているのに、悩みが解消しないという点です。

その前に、ここでちょっと、ひとつ提案をさせてください。

彼らの例について読むとき、できるだけ、ご自身と彼らとを、重ね合わせるようにして読んでください。これは、読書をするときのコツです。他人事じゃなくて、自分のことのように感情移入して読んだほうが、記憶維持効果、つまり勉強効果が格段とアップするのです！

これから紹介する３人は、「悲劇の努力家」といってもいいでしょう。

皮肉過程理論のドツボにはまり、心療内科を訪れるほど心が疲れてしまった方々。いったいどういうメカニズムでそんな悪循環にはまりこんだのか、そして、私が心理学者として、彼らにすすめた「ドツボ脱出法」はどんなものだったか、ご紹介します。

3

悲しい努力①

恋を忘れるために、恋する男

その抑圧が回復の邪魔をする

ある男性（38歳）が、とてもしょんぼりとした顔つきで、相談室にやってきました。彼はいすに腰かけるとすぐにしゃくり上げながら……、こんな話を。

「ある女性とつき合って2年、『ほかに好きな人ができた』と言われ急にフラれました。それから少ししてから、僕も別の女性と出会い、まあ楽しく時間を過ごせるんですが、頭の中では元カノが忘れられなくて……、なんだか中途半端な気持ちです。

元カノを吹っ切るために、新しい女性と無理に過ごしている状態。でもやっぱり忘れられません。もう復縁を望んでも無駄ですか。死にたいくらいツライです」

彼は、そんな半端な状況を、なんと4年も続けているとのこと。

彼がツライのはよく分かりますが、今の新しいガールフレンドにとっては、なんだか失礼な話ですよね！

でも、彼だって本心では元カノのことを忘れようと必死にもがいているんですよね。だけど忘れられない。新しい彼女ができても忘れられない。

なぜか？

それは、先程説明したドツボ・システムにはまってしまっているから！

「忘れよう。忘れよう」と必死になればなるほど、元カノと行った場所や、もらったプレゼント、一緒に食べたレストランの食事の味……楽しかった思い出の数々を次々と思い出してしまうのです。

せっかくふたをして、思い出さないようにしているのに……。

でも、ドツボにはまってしまうのはこの男性があきらめが悪いから、ではないんです。彼女が彼にとっての「シロクマになってしまった」からなんです。

これでは、わけがわからないですよね。実はこんな興味深い実験があるんです。

ウェグナー博士の忘却曲線

1987年にウェグナー氏らによって、ある実験が行われました。

どんな実験かといいますと、まず、被験者を3グループに分ける。そして、何も説明せずにシロクマの1日の生態を追った50分の映像を見せるんです。ちなみにシロクマが選ばれた理由は心理学的に何の象徴（シンボル）でもない、つまり特に固定したイメージがない動物だからだそうです（けっして博士の趣味ではありませんよ）。

映像を見終えた後に、研究者は3グループそれぞれにこんなメッセージを伝えます。

１グループ目には、

「今見た、シロクマのことを覚えておいてください」

２グループ目には、

「シロクマのことは考えても考えなくてもどちらでもいいです」

３グループ目には、

「今後、シロクマのことは一切考えないようにしてください」

では、それから1年後、映像の内容を一番はっきり覚えていたのはどのグループか？

ちょっとあなたも考えてみてください。

答えは……3グループ目。そう、「シロクマについて考えてはいけない」と言われたグループだったのです。この実験から分かることは、「思考を抑制しようとすればするほど、かえってその思考が活性化してしまう」ということです。

忘れること！

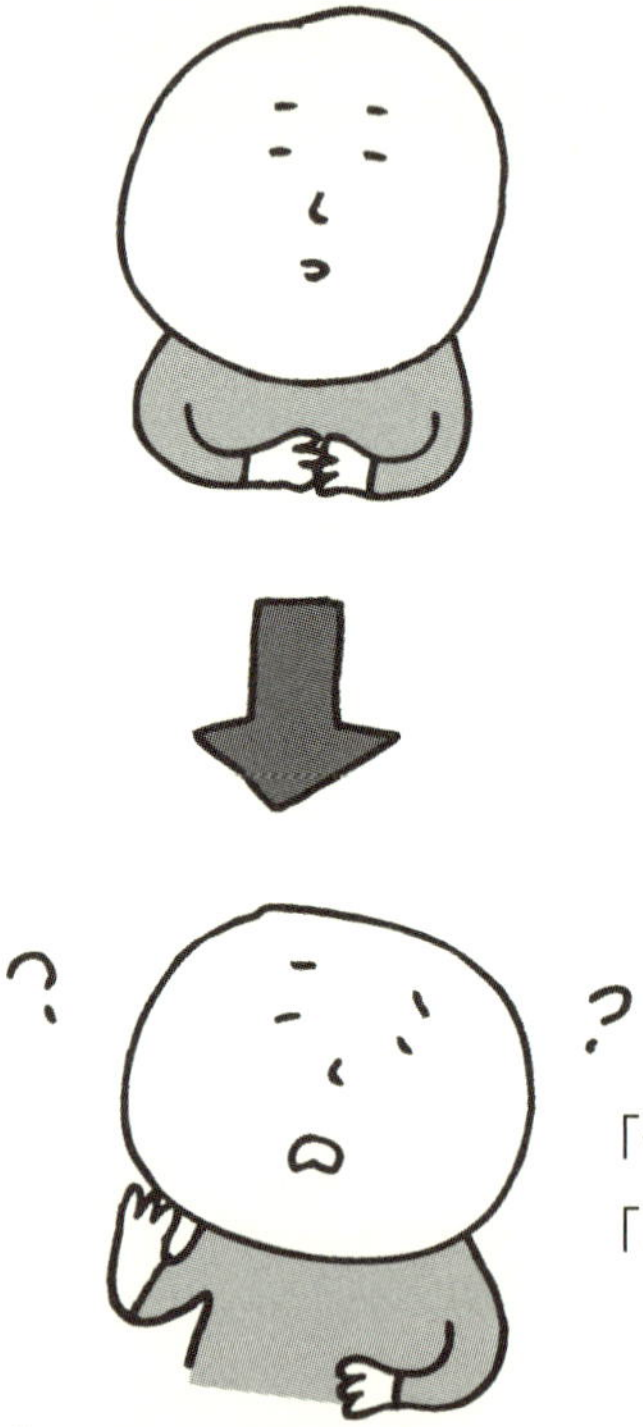

「何」を忘れるのか
「なぜ」忘れるのか

「思考」を抑制しようと
すればするほど、
かえって「思考」は活性化する

これで、先の彼にとって彼女がシロクマだったという謎が解けましたか？

人の脳ってとてもアマノジャクにできています。

「あのことはもう忘れるんだ！」

と決心するたびに、皮肉なことに脳は無意識のうちに、

「えーっと、何のことを忘れるんだっけ？」

と、その対象自体に、必ずアクセスすることになるからです。

こういう風にも表現できます。

人は、『考える』ことなしに、『考えまい』とすることはできない！　失恋の痛手を癒そうと躍起になるほど、元の恋人がよみがえってくる。それは、このカラクリに気づいていないからだったのです。

あなたが持つ〝忘却本能〟を活用しよう

「じゃあどうやって忘れたらいいの!?」と、困り果てしまった相談者の彼。そこで、とっておきの忘れ方を伝授しました。

「元カノのこと、絶対に忘れてはいけません。毎日毎日、脳のメーターが振り切れるまで考えなさい！」

これは、ツラい作業ではありますが、本当に効き目があります。なんらかのトラウマを経験したのなら、泣きたいだけ泣きつづけ、考えまくったほうがいいんです。ちなみに私の場合、失恋後はあえて相手とデートした思い出の公園などを泣きながら散歩し、あれこれと想い出にひたったりしています。

決して「忘れよう」、などと考えません。こういうことを2週間も続けていると、なんだかバカバカしくなって、彼のことを考えるのに飽きてきます。

これが、私の失恋トラウマ解決法です。

それに、いくら悲しくてもツラくても、人は半年をピークにその対象への興味がしだいに薄れていく、という、非常に都合のいい機能を持っています。

ここで35ページの図をご覧ください。このグラフに書かれている曲線（忘却曲線）を見ているとわかりますよね。人の感情にはピークがあり、そのピーク

ネガティブな出来事の「忘却曲線」

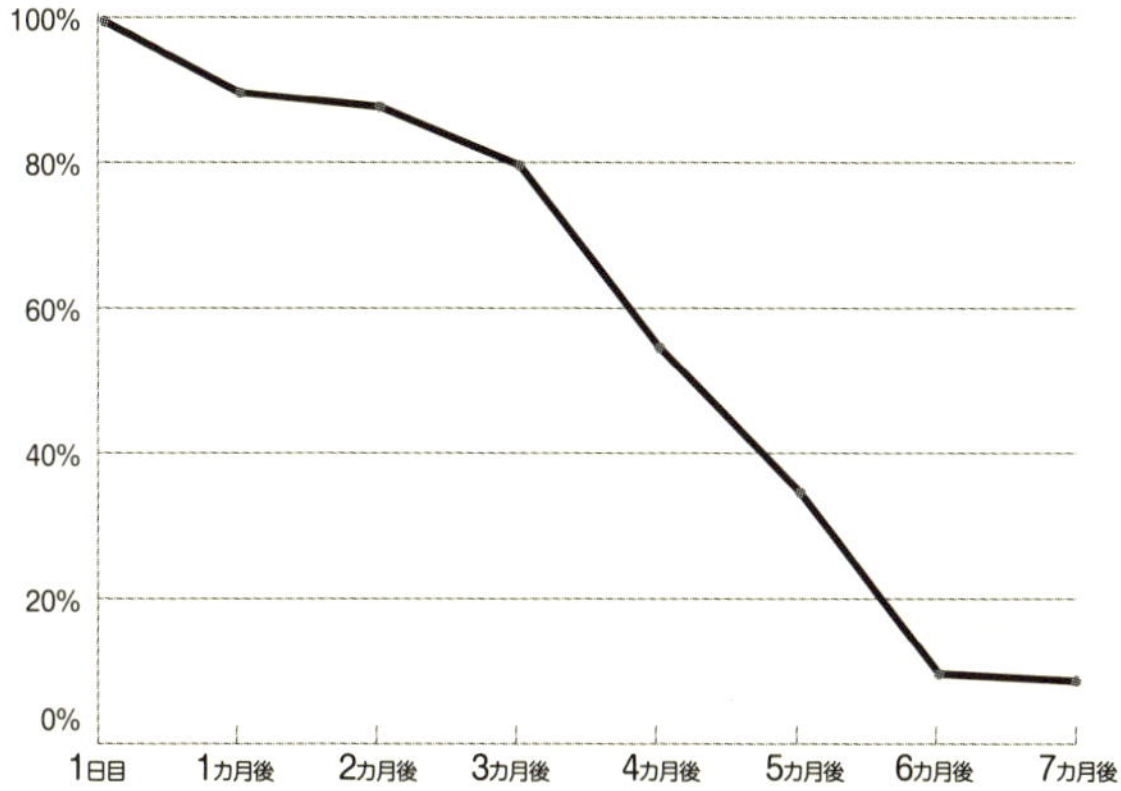

は時とともに必ず下降するのです。
それは「考え疲れた」という、ごく自然な飽和現象。心が満足したという証しです。カタルシス（自浄作用）と言ってもいいかもしれませんね。とにかく、忘れよう、ほかの異性でごまかそう、などとしないこと。自分の傷口としっかり向き合うことによって、初めて私たちの忘却本能は、健全に機能するようになるのです。

もっと早く、あのヒトを忘れる裏ワザ

忘れたいことを早く忘れる方法として、もうひとつ挙げることができます。それは自分の中で考えたことをアウトプットすることです。

傷心の身にはツラいかもしれませんが、アウトプット法はシンプルながらも効果てきめんです。

まずは、毎日、日記にツラかった出来事を記していきます。お気に入りのノートや日記帳に、起きた出来事と、それに対して自分がどんな感情を抱いたのか、筆のおもむくままに書いてみましょう。

日記といっても、別にキレイな文章にしなくたっていいんです。左ページに出来事を、右ページに感情をただ羅列していくだけでかまいません。

このとき、感情をパーセンテージで記してみるとさらに効果的です。合計100％になるように「寂しさ度70％、イライラ度20％、くやしさ度10％」という具合に、数字を使って自分の感情を分析してみるのです。

これは認知療法で重視されているセラピーのひとつです。

とにかく毎日、あなたを苦しめた出来事を書きつづっていってください。

さらに、せっかく数値化したのですから、できればそれを円グラフにしてみるのもいいでしょう。自分のトラウマを視覚的にも観察できるようになると、心の中で何が一番ひっかかっているのか一目で分かります。だから、私自身は患者さんに円グラフ化をすすめています。

こういった作業はまるで傷に塩をぬるようですが、そうしたほうが「忘れる」「どうでもよくなる」ためには理にかなっているのです。塩をぬらずにまるで傷などなかったように自分をだましているのです。までももやもやとして、次へ進めないのです。こういうことを続けているうちに、いつのを忘れてしまう日がきます。それもけっこう早くに。トラウマについて考え
るのがメンドウになってくるんですね。

この、植木式「塩ぬり療法」。荒治療にはちがいありませんが、トラウマから離れていくための、一番効果的な方法だと私は考えています。

友人にもどんどん話してしまおう

さらに、とっておきの方法があります。それは、まわりの友人にもツラかったこと、くやしかったことを具体的に話す、というものです。別に相談するわけではなく、単なる自虐的なネタとして披露してしまうのです。

「グチったら恥ずかしいかな」という気持ちは分かりますが、お酒を飲みながらでも、ランチを食べながらでも、電話やメールを使っても、とにかく話してしまいましょう。

そのうちに、日記と同じように、自分の自虐ネタに、自分が飽きてしまいます。

もし、そういう相手が見当たらなければ、近所の精神科とか心療内科の門を遠慮なくたたいて、カウンセラーを訪ねるのもいいことです。利害関係のない第三者には、話しにくいことでも案外言えるものです。

ともかく、何かを早く忘れたいなら、徹底的に悲しむこと！

一刻も早く忘れたいのなら

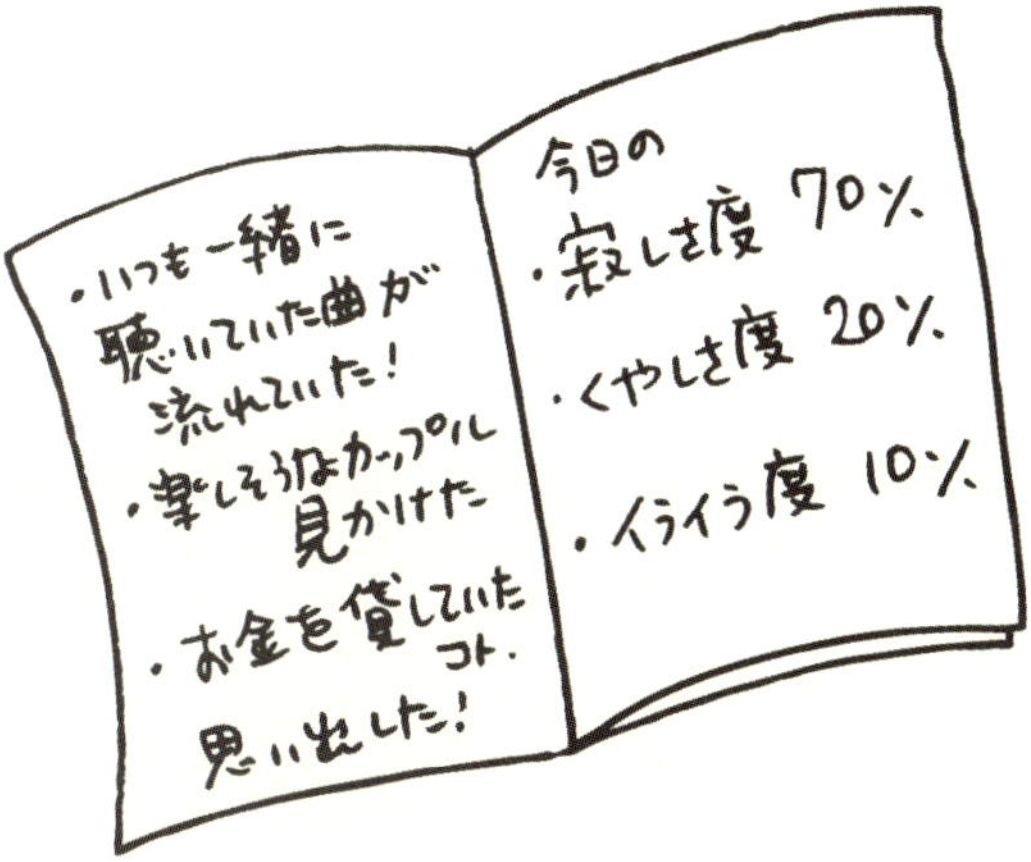
・いつも一緒に
聴いていた曲が
流れていた！
・楽しそうなカップル
見かけた
・お金を貸していた
コト、
思い出した！
今日の
・寂しさ度 70%
・くやしさ度 20%
・イライラ度 10%

“世界で私が一番不幸日記”
が効果的

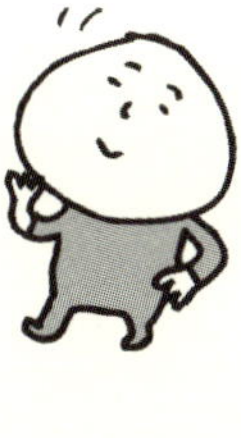

そうして、ツラい記憶をアウトプットしていくと、忘れたいのに忘れらないシロクマが、ふと気がつけばいつの間にかあなたのもとを去っているに違いありません。

4 悲しい努力②　クラブで踊るほど、気分が沈む女

気持ちが滅入ったら何を聴く？

さて、２人目の相談者です。21歳の彼女は、大学の教え子。きれいな子なのに、いつもウツウツとしていて、どことなく「やさぐれた」ような感じ。クラスではほとんど喋らない人ですが、私には妙に親近感？　を持ってくれて、放課後にいろんなことを話しにきてくれます。

「私、かなりウツ病かも。ディズニーランドに行ったら泣きたくなるし、クラブで踊りまくると死にたくなる。ありえないですよね、普通」

いいえ、ありえます。ブルーなときは、そうなるのがむしろ普通なのです。彼女は音楽が好きなようなので、ツラいときには音楽を大音量でかけるそうです。彼女に限らず、失恋したり、仕事で失敗したりと、どうしようもなく気分が沈むとき、音楽を聴いて気分転換するっていう人は多いのではないでしょうか。

明るい曲を聴けば気持ちが盛り上がる、暗い曲を聴けば気持ちが盛り下がる。当たり前じゃない？　と思いますよね。心理学でも「音楽による気分誘導の効果」を調べる実験が行われています。被験者に明るい曲と暗い曲を聴かせるのですが、やはり答えは明白です。明るい曲は楽しくなり、暗い曲は悲しくなるという結果が出て、その結果は「気分一致効果」と命名されました。

この実験からも分かるように、彼女のようにツラいときは明るい曲を聴けば、楽しくなって元気になれるはず！

……ところが実情としては、クラブで踊ると落ち込む、というようにこれと反対の現象が起きてしまうのです。

先に述べた、「明るい曲を聴けば楽しくなる。暗い曲を聴けば悲しくなる」という「気分一致効果」に対し、落ち込んだ気持ちのクライアントたちと向き合うカウンセラーたちはこう疑問を呈しています。

「落ち込んでいるクライアントたちに元気になってほしくて、明るい曲を聴かせても、全然元気になってくれない。それどころかもっとふさぎこんでしまう」と。

この矛盾についてはまだ諸説があり、はっきり解明はされていませんが、近年、次のような事実が明らかになってきました。

それは「実験を受ける人たちは、気分が高揚したり落ち込んだりしていないニュートラルな状態なので、音楽に対して気分一致効果が働き、気持ちの誘導が可能だった」のですが、「気持ちが滅入っているような人たちは、明るい音楽に対してむしろ気分〝不〟一致効果とも言うべき現象が起こり、より落ち込んでしまう」という事実です。

私の教え子が大音量で音楽を聴いても、ちっとも元気になれなかった理由は、ここにあったのだと考えられます。

気分が滅入っているときには、明るい曲を聴くのがよいと思いがちですが、実は逆効果だったんですね。

落ち込んだときは、さらに気分を盛り下げる

「クラブでノリノリの音楽もだめ、遊園地の夢いっぱいの音楽もだめ……じゃあ、どうやって凹んだ心を癒したらいいの？」

あなたは、こうお思いでしょう。

安心してください。音楽を効果的に利用するには、気分にそった音楽を選べばいいのです。

たとえば、「悲しいときは中島みゆきさんのような、悲しい歌声に身をゆだねる」なんていいかもしれません。

どういうことかというと、悲しいときは、ノリノリの明るい音楽を聴く「気分一致効果」ではなく、暗く悲しい音楽を聴く「気分不一致効果」を利用して活力を取り戻すのです。

もちろん中島みゆきさんでなくてもよいのですが、凹んだときは「こんな音楽を聴いたらよけい気が滅入りそう」と思うような静かで暗いイメージの音楽を選曲してみましょう。そのほうが、暗い心が暗い音楽によってフィット感を獲得し、しだいに気分が落ち着き、その結果、心が前向きに動き出すのです。

これにはきちんとした理由があります。

ある出来事に対して、「悲しい」と感じて気持ちが沈みこんでしまうのは、体の自然な反応です。脳から「今はじっくり頭を休ませたい」という信号が出ている状態なんですね。

そんなときは無理に明るい音楽でハッパをかけるのではなく、自分の気持ちに寄り添うような悲しい音楽を聴いて、ゆっくり脳を休ませてあげるほうが、早く元気を取り戻せるのです。

失恋したり、仕事で失敗をしてツラいときは、悲しい音楽を聴いて気持ちを「盛り下げて」ください。

「気分不一致効果」でゆっくり休憩すれば、しだいに心が明るさを取り戻します。心に明るさや余裕が出てきたら、あなたの好きな明るい曲をたくさん聴いて、本当の元気をもっと高めていけばいいのです。

傷は傷ついた者同士でなめ合う

もちろん、気晴らしの方法は音楽だけではないですよね。人によっては、笑えるバラエティー番組を見る、飲み会に行く、人で賑わう街におでかけするというパターンの行動をとっていることもあるのではないでしょうか？

でも、悲しいときには、それらの楽しいイベントも明るい音楽と同じように逆効果。気が滅入っているときに、隣できゃっきゃと楽しそうにされると、なんだか虚しくなってしまうことってありますよね。

気分がローテンションなときに、幸せそうな人と一緒に過ごしていると、自分のテンションと相手のテンションの間に差があって、かえって疲れてしまうこともあるんです。

たとえば失恋して凹んでいるときは、彼氏とうまくいっている友だちを誘って遊園地に行くよりも、自分と同じようにウツウツしている友だちと、落ち着いた場所で悩みを打ち明け合っていたほうが、よっぽど元気になれるんですね。

悲しいときは傷ついたもの同士、傷をなめ合う！

これこそ、最短で元気になる方法なのです。

友だち同士で傷をなめ合う。実は、これは、来談者中心療法の一環としてアメリカでは広く適用されています。「エンカウンター・グループ」という手法なのですが、落ち込んでいる者同士、同じテンションの人で集まって、お互いの自己洞察を手伝い合うというのです。悲しみやツラさをみんなで共有しながら、自分の内側を掘り下げていく作業を一緒にやっていくと、自然と気分がスッキリしてくるんですね。

ちなみに、私もカウンセリング中のＢＧＭはあえて短調で暗めの音楽を使っています。そして、クライアントが滅入っているときは自分も同じ気持ちであるように接します。相手が泣けば一緒に泣いてしまうときもあります。

悲しげな音楽がかかる部屋の中で、これまた悲しげな声でボソボソと話し込む。私のカウンセリングはいつも、そんな感じです。友人からは、「想像しただけでも、気が滅入りそう」だと言われますが、これが正解なのです。

クライアントがカウンセリングルームを出るときの顔は、スッキリ晴々しています。これこそ、「気分不一致効果」のなせる技なのです。

さて、冒頭の私のかわいい教え子のように落ち込んでしまったらどうするか？

ウツウツ気分から抜け出す近道は、自分のローテンションな気分とマッチするような環境で過ごしてみること。これにつきます。

悲しいときは、暗い部屋で悲しい音楽をかけて、ついでに悲しい友だちでも呼んで、飽きるまでどっぷり悲しい気持ちにひたってみるのです。

ポジティブシンキングは塩ぬりの邪魔になるだけです。一時しのぎの気晴らしはかえって心を苦しめます。大切なのは、ネガティブにどっぷりとつかってみる勇気なのです。そして、そんなネガティブな自分をバカバカしい、と飽きるようになるまで続けることです。

5

悲しい努力③

落ち着け！ と暗示をかけるほどパニクる人

突然襲いかかるパニックの恐怖とは

どんなときでもあわてずにパニクらず平常心で、落ち着いて物事に対処したいもの。そう思われる人は多いのではないでしょうか？

でも実際には、なかなかそうはいかないですよね。

あなたにも、こんな経験、ありませんか？

たとえば面接試験や絶対に失敗できないプレゼンの前夜。

翌日に備えて寝ようとするものの、交感神経が冴えわたりなかなか寝つけず、あげくのはてには大寝坊。

あわてふためきようやく会場に駆け込んだものの、いざそのときになったら、突然、頭痛や吐き気が襲ってくる……。

強いプレッシャーを感じると、決まってこういった症状が襲ってくる。

実はこれ、私によくあるパターンなのです。36歳女性、それは植木理恵氏。

心理学的には、私のような人たちは「パニック発作（panic attack）が起きている」と診断されるのですが、実は人知れず悩んでいる人は少なくなくて、ある調査では4割以上もの人が「極めてひどいパニック発作を経験したことがある」と答えています。

どんな人にも役立つ！「解決法」

それでは、どうしたらこのような状況を打開することができるのでしょう。

ここで、どんな人にも役に立つ解決法をご紹介しましょう。

この方法を知れば、パニック発作とまではいかなくても、誰にでも起こる可能性のある「パニクる」「アガる」という状況から少しずつ脱出することができるのと同時に、いつもの平常心の自分に戻ることができるのです。

ところで、さきほどパニック発作についてお話しましたが、この症状がさらに進むと「パニック障害（panic disorder）」という診断になり、本格的なカウンセリングや薬物療法が必要となってきます。

繰り返しになりますが、私もこのパニック障害にある時期まで悩んできた人間です。だから心理学の勉強を始めてからは、どうにかしてこのパニックを鎮める思考法やカウンセリング法について模索してきました。

そしてとうとうあるひとつの「解決法」にたどり着いたのです。

「気のせい」だなんて思わなくていい！

「じゃあ、さっそくその『解決方法』を教えてほしい」

そう思うお気持ちは分かりますが、そのまえに、ひとつだけ大切なお話をさせてください。

それはパニック障害に悩む人の「思考パターン」というもの。実はここに解決への糸口があるのです。

緊張が高じて意識を失ってしまうような人には、ある共通点があります。

たとえば、ちょっと気分が悪くなったとしましょう。

そんなときに、「私はオカシくなんてなっていない。気のせいに違いない！」と、身体に起きている症状を完全に否定してしまうのです。

心理学ではこれを「回避的コントロール」と呼んでいますが、自分の症状とは反対に、何度も深呼吸をしたり胸を叩いたりしながら、「平常心……平常心……」となんとか気持ちを静めようと努力する。自分をとにかくなだめ、一生懸命励ますのです。

しかし、それこそが大きな落とし穴なのです。

なぜなら、「どうにかして落ち着こう」と自分に言い聞かせることは、「こんなにも緊張している私」をハッキリと意識させてしまうことになるからです。

忘れようとすればするほど、かえって鮮明に思い出してしまう……。

そうです、さきほどの「シロクマ実験」と同じ現象ですね。

回避的コントロールをしようとすればするほど、「本当は全然大丈夫ではない私」がハッキリ見えてきて、さらに本格的な焦燥感に襲われてしまうのです。

これでは、「負のスパイラル」にはまっているとしかいいようがありません。

でもこの回避的コントロール。ネガティブな気分を感じないようにしたり、気のせいにしようとするのは、実は自分を守るための大事な防衛本能でもあります。

だから一概に悪いことだとはいえないのですが、残念ながらそれが有効なのは、「なんだかパニクりそうだ」「気分が悪くなりそうだ」という時点までなんです。実際パニクってしまった「後」、具合が悪くなってしまった「後」では、どう打ち消そうにも、うまくはいきません。

逃げずに堪能してみよう

そこでいよいよその実力を発揮するのが、さきほど申し上げた「解決法」です。

実は、私は小さいころから「パニック発作」に悩まされてきた人間です（先にもお話したとおり、ある時期には「パニック障害」にまでなったほどです）。それが現在では、大勢の人の前で講演するのも好きだし、テレビの生放送だってアガることなく落ち着いて話すことができます（私の親は今の私にとても驚いています）。

なぜ、今は大丈夫になったのでしょうか？

それは、もしも体調が悪くなったら、それを全部認めて、わき起こる苦しみに身をゆだねることが大切であるということに気づいたからです。ツラさから逃げることなくむしろ堪能する。

これが克服への第一歩となります。

ここでよく知っていただきたいのは、緊張や不安を鎮めてくれるのは、必死に我慢して乗り切ろうとするメンタルコントロールではないということ。

まずは、このことをしっかりと心にとめおいてください。

パニックを鎮める必殺技、それは〝ひとり実況中継〟

さて、ここからがいよいよ本番です。

私が個人的に「ひとり実況中継」と名づけている方法です。

たとえば、プレゼンの前に緊張して手が冷たくなったら、「落ち着け大丈夫」と言い聞かせるのではなく、そのときの自分の状態を客観的に実況中継するのです。

私の場合、そのようなときは「おっと手が冷たい。ジーンと冷たくなってきた」とひとりブツブツ言うのが習慣となっています。

口には出さないで、心の中でつぶやくのも効果がありますが、可能ならば少し恥ずかしくても、口に出してブツブツ言ってみましょう。

なぜなら、しつこく言語化するほど、自然と身体症状は軽減され、冷静さを取りもどすことができて効果的だからです。

実際、この「ひとり実況中継」は、私のクライアントたちにも試してもらっ

緊張！　今日は入社試験の面接

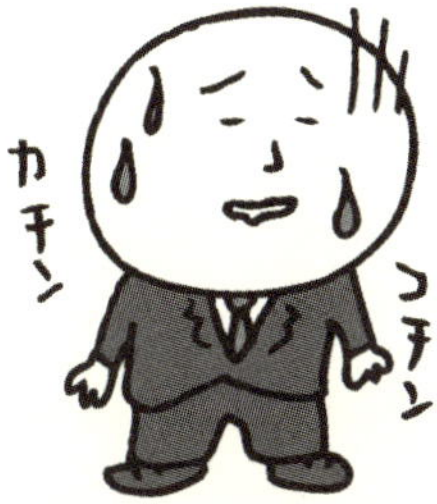

NG

「落ち着け、私」
「絶対大丈夫」
「手の平に『人』を書いてのむ」

↓

ますます緊張

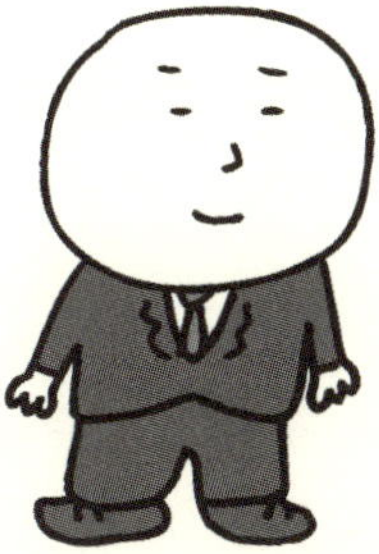

OK

「１分前より、
さらに手が冷たくなってきました」
「心臓がバクバクしています」
「震えが止まりません」

↓

**「実況中継」によって
気分は落ち着いてくる**

ていますが、結果は極めて良好で、パニック発作にもかなり有効だと確信しています。

たとえば痛みを感じている箇所の皮膚電位を測定してみたところ、自分が感じる痛みや不快感がよりいっそう増していったのに対し、「ひとり実況中継」をしてもらったときには、その痛みの感覚が次第に軽減されていったのです。

でも、「ひとり実況中継」をするどころじゃないほど、舞い上がってしまったときはどうすればよいのか？　そうなったときは、周りにいる人に、「緊張しすぎで吐き気がしてきた！」などと率直にカミングアウトしてみましょう。そうするだけでも少しは効果がありますから。

ABC理論が流れを変えた

さて、ここまでいかがでしたでしょう。

「苦しみに抵抗するのではなく、苦しみを認めて身をゆだねることがパニックを脱出する近道」という、一見するとさらに苦しくなってくるような考え方にご納得いただけたでしょうか。

このような逆説的な考え方が広まっていったのは、アメリカの心理学者アルバート・エリスの「ABC理論」からではないかと、私は考えています。

１９５５年に発表されたこの理論は物事の「発生」と「結果」を論理づけた研究です。

A……Activation（出来事、発生）。

B……Belief（考え方、信念）。

C……Consequences（結果、結論）。

それまでの考え方では、物事はA→C、すなわち、「出来事」がそのまま「結果」につながっていると思われていました。

ところが、このABC理論では、A→B→Cというように、「出来事」は「考え方」を経由することで初めて「結果」を生む、と考えたのです。

「状況」は変わらない、「考え方」は変えられる

たとえば上司から叱られたというような、嫌な出来事が起きたとしましょう。そのとき、「それをどのように解釈するか」という、いってみれば「気の持ちよう」を変えるだけで、自らその結果を変えることができるという見方をするのがＡＢＣ理論の特徴です。

この理論が登場するまでの心理学はネガティブな状況を回避するためにはどうしたらよいか、Ａの部分にこだわりそこを掘り下げてばかりいました。パニックを起こすようなら、できるだけその上司とは会わないほうがよいとか、いっそのこと職場を変えてみれば、など。

しかし、この理論をきっかけに心理学界はそれまでの発想を大転換することになったのです。

実際、ＡＢＣ理論のＢの部分を分析・研究するという、今では心理学の一大ジャンルとなった「認知心理学」はこの後に誕生しました。

そして私の専門も認知心理学。

パニックという「出来事」そのものに焦点を当てるのではなく、その状況に対する「考え方」を変えることで、落ち着きを取りもどす「結果」を得られる。

つまり、さきほどご紹介した「ひとり実況中継」もまさにBの部分に大きな影響を与えようという作戦なのです。たとえパニックが起きてしまう条件がそろっても、あわてないで自分の状況を客観的に見る。さらには実況中継するくらいの余裕とユーモアを持つ。

そうすれば思っているよりも、簡単にその状態から脱することができるというしくみだったのです。


このひとり実況中継は汎用性が高いのが特徴で、緊張した場面だけではなくたとえば「怒りに身震い」するような場合でも使えます。

残業を押しつけて、自分はデートにいそいそ出かけていく先輩にキレそうになったときなどは、

「私、今すごく頭にきているなあ、あんまり悔しいから手が震えてきちゃった」という具合に、（先輩には決して聞こえないように）、ひとり実況中継してみれば、イライラした気持ちも鎮まって残業だけに集中することができますよ。

第 2 章

凹みから抜け出すカギは意外なところにあった！

いつもの「行動」をちょっと変えるだけでいい

1 この「チャンス」を逃さないことが回復への第一歩

エネルギー3秒チャージ法

電車の席に座っているとき、杖をついたおばあちゃんが乗ってくることってありますよね。しかもおばあちゃんには座る席がなく、目の前でヨロッと立っている。そういうとき、いつもあなたはどうしますか？

① 「どうぞ」と席を譲る
② 特に何もしない
③ いきなり寝たふり

いろんな方がいると思いますが、私の場合は、絶対に①です！　どんなに自分が重い荷物を持っていても。どんなにヘトヘトに疲れていても。

でも、ここだけの話……、それは、おばあちゃんが気の毒だから、という理由なだけではないのです。

それは、そういう「他人が喜ぶコト」をしている自分が、ものすごく気持ちいいからです。私、かっこいい～！　というような、自惚れと爽快感にひとりでひたってしまいます。人にサッと席を譲ったりしたら、そこから少なくとも5分や10分は、なんか心が軽い。あなたにも思い当たる経験はあるでしょう。

おばあちゃんは私に「まあ、ありがとう～」と感謝してくれるけれど、いやいやこっちこそ、です。「こんなに気分よくさせてくれて、自惚れまでさせてくれて、むしろありがとう」なのです。これこそが、まさにメンタル・ギブの真骨頂といえます。

そういう「親切の気持ちよさ」が癖になり、席を譲るなんてもう当たり前。私の世話はとどまるところを知りません。階段の上り下りをするお年寄りの手は必ず引きます。荷物も持ちます。お母さんがベビーカートを重そうに運んでいるときの、赤ちゃんだって抱っこして預かってあげます。

誰にも頼まれなかろうが、完全に余計なお世話だろうが、こっちから勝手にサービスしまくりなのです。

だって、そんな毎日を続けていると、たとえ一人よがりでも、「私は優しい人。私は余裕のある人」と、いつでもポジティブな自己像を持ち、手軽に自分自身に酔えるからです。自分のことをどんどん好きになり、私という人間のステージが、上昇していく気さえする。そしてなんだか、もっともっとがんばろう！という前向きなエネルギーがわいてくるのを感じるのです。

他者とのかかわりの中で「自分」と出逢う

この現象は、きっとカウンセリングの仕事にも、共通しているところがあると思います。もちろんクライアントのために全力を尽くすべきだ、という使命

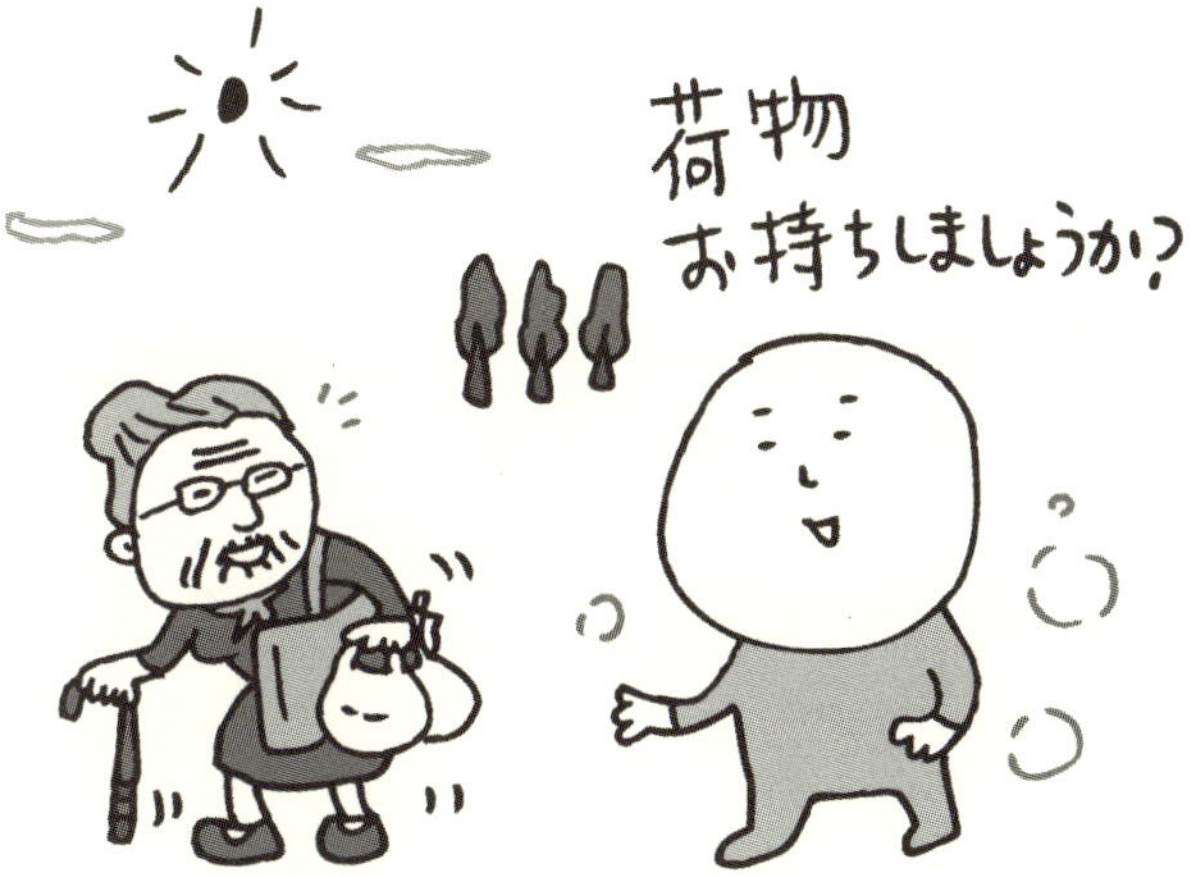

人に「親切」にすると
どんどん自分が好きになっていく

感が一番重要です。クライアントの心情を最優先するのは当然のことですものね。

が、それプラス、人様のためにこんなに身を削っている「私」。そんな私に対する自己肯定感が、どんどん上がっていき、疲れるどころかしだいに幸せを感じてしまうのです。

先述した「人を励ます系」の職業の方たちは、絶対に、基本的には自分のことが好きなはずだと思います。ボランティアの方とか、宗教の先生とか。そのほかにも、おそらく、部下に慕われている社員の方や、友人の間でアニキ肌、アネゴ肌を買って出ている人にも、きっとそういうメンタル・ギブの心理があるでしょう。

もちろん、思っているようにいかなくて自己嫌悪や悲しみに陥る日もあるとは思いますが、基本的には、そういう「励ましのプロ」「世話好き」な人の心は、みんなどこか躍動感があってイキイキしていると思うのです。

それはなぜかというと、（相手から感謝されようとされまいと）、人様のために自分が犠牲になって貢献しようとしている行為そのものが、「私は意味あって生きている」「私には価値あって生かされている」という、基本的な自己肯定感を生み出すからなのです。

ひとりぼっちで閉じこもって生きている人だったら、「自分が好きだなあ、自分っていいところあるよなあ」なんて思うことはなかなかできません。人と人との間で揉まれないと、そんなこと分からないはずですね。

このことは、心理学では「社会的比較理論」と呼ばれています。人はみんな子どもの頃から、他者とのかかわりの中で、自分への肯定感情（＝自己愛や自尊感情）を高めていくのです。

困っている人に対して知らん顔をしている人や、寝たふりをしてごまかしちゃう人は……、本当は、心の中ではなんだかチクチク針が刺さっているはずです。そして少しずつ少しずつ、そんな自分自身を嫌いになっていってしまうのです。

しかも、そういう閉じた回避行動を重ねていると、だんだんと、人生そのものを大事に思えなくなったり、生きていることがむなしくなったりと、心労がたまりやすい体質になってしまうのです。

人をいじめると傷つくのはあなた

私は実際に、そうなってしまった20歳の男性を知っています。彼は、電車に乗ってくる老人を見るとムカつく、とよく語っていました。実際、彼の行為には驚きました。

「いかにもさあ、席譲って〜、私年寄りなんだから。みたいな空気出すんだよね、年寄りはさ、おとなしく家にいろっつーの。迷惑だよな」

なんていうひどいことを、電車の中で聞こえよがしに言って、わざわざ荷物をドカッと置いて席をふさいだりするんです。彼は一事が万事、他人に対してそんな感じでした。徹底的に意地悪くて厳しい。

よく話しているととても人懐っこくて、頭の回転も速く、私の荷物をさり気なく運んでくれるようなあたたかさがあるのに、自分と関係のない他人のことだけは完全に「敵視」するのです。

人を敵視しながら、いつも心は空虚で寂しそう。時折、「俺は最低だから、死んだほうがいいよね」と泣きじゃくる。そんな男性でした。

他人を敵視することは、こんなにも、めぐりめぐって自分自身を敵視することにつながるのですね。他人を嫌うこと、他人をいじめることは、いつの間にか自分を深く傷つけることになるのですね。

だから、だれかのお世話を焼けるチャンスが来たら、それは自分を好きになれるチャンスが来たと考えてください。人に優しく関わるチャンスを無視していたり、ないがしろにしたりすると、結局はあなたが損をするのです。

最近は、彼のような若者が増えていると思います。

本来は誰にも備わっているはずの「人を助ける」というメンタル・ギブの本能。これを出し惜しんだり、他人を侮蔑したりすることが、結局は「自分を愛せない人」にしてしまっている。この状況は深刻だと思います。

反対に、世話好きの人、他人に優しい人はいつも元気でエネルギッシュ。それは、そうすると自分の心を、自分の魂を愛せる人になるから。自己肯定感の高い、喜びにあふれた毎日を過ごせるから。

この事実、忘れないでほしいと思います。

2　どんなときでも「元気な人」がしていること

オードリーが終生魅力的だった理由

オードリー・ヘップバーン。誰もがあこがれる、永遠の女神ですよね。

私も、彼女のことはもちろん大好きです！　特に、あの唇。だって、普通にニコッと微笑んだときに、口角があんなに高い位置まで上がる人はいませんよ。

映画を観てみてください。本当に、小鼻の位置くらいまで自然にキュッと上がるんです。

それが、あの独特のコケティッシュさ、知性、気品をかもし出している秘密なのではないかと、個人的にはずっと思っていました。

この間、おりしもある雑誌で「ヘップバーン特集」の記事に出逢ったんです。そして、彼女への昔のインタビューの中に、あの綺麗すぎる口角の秘密について、私的にものすごく納得のいく話が載っていたんです。

それは、彼女がもう60歳を過ぎようとしていた頃の記事なのですが、

記者：「美しい口元を保つために、普段から心がけている美容法は？」

ヘップバーン：「そうね……。できるだけ美しい言葉しか、口にしないようにしているわ」

ああ、やっぱりそうなんだ。どんなリフトアップ術を受けてるんだろう？　とかひがみがましく疑っていたけれど、そういうことじゃなくて、メンタルが綺麗なんだ。私は彼女の言葉に、心から感じ入りました。

たしかに彼女は、銀幕を降りてからは、ボランティア活動などで世界中を飛

オードリー・ヘップバーンが
終生美しかったのは
理由があった

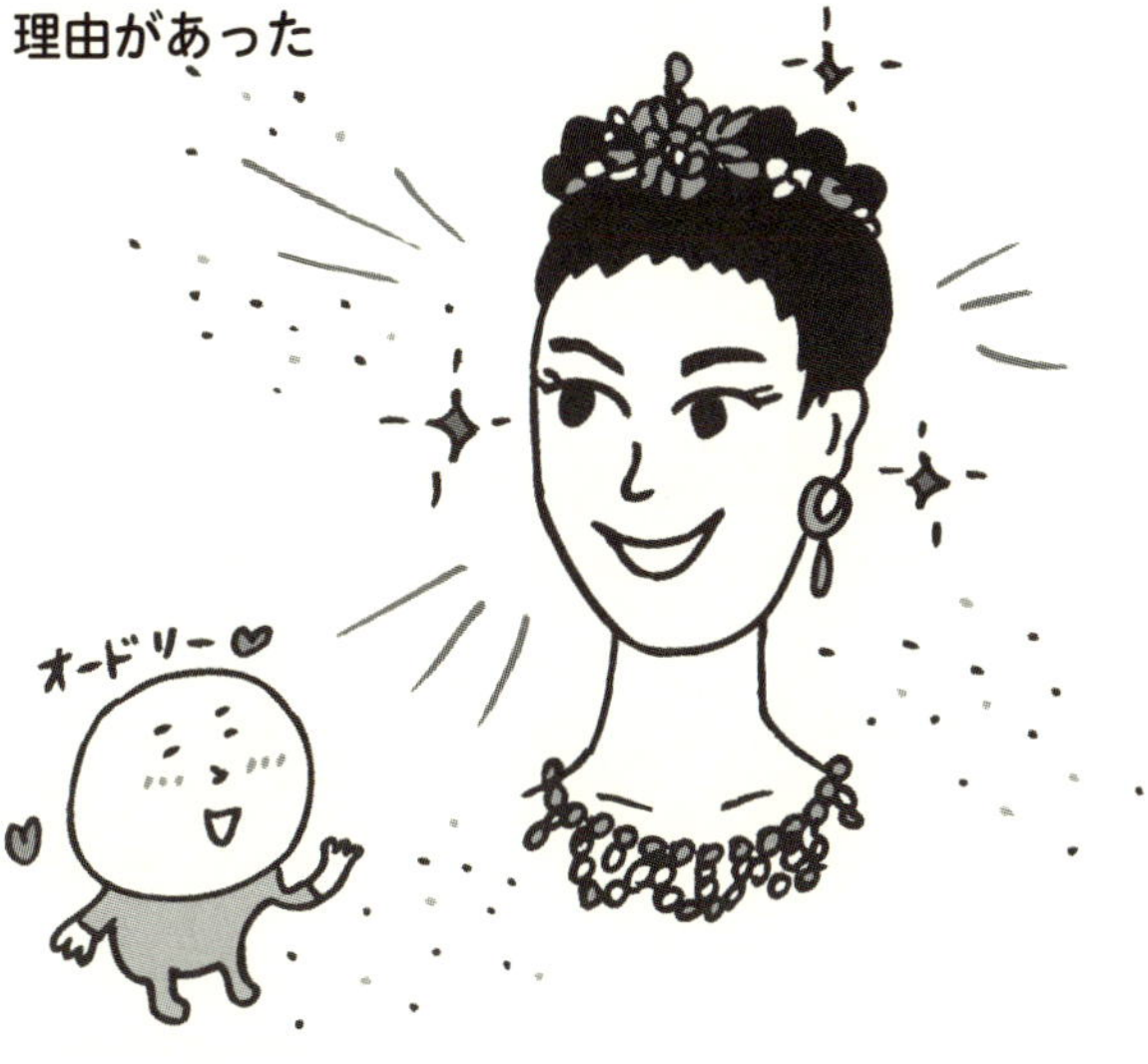

忘れないでください。
年をとったら自分にはふたつの手があるということを。
ひとつは自分を助ける手。
もうひとつは他人を助ける手……。
＜オードリー・ヘップバーンの言葉より＞

び回り、献身的に活躍していましたね。スッピンの彼女を映像で観ることが増えましたが、年老いてもなお、だんだん、あの口角はキリッと上がっていたもの。

もちろんヘップバーンぐらいになると、生まれ持っての美貌という要因が大きいのに違いはありませんが、それをずっとキープできるかどうかは、まさに彼女が言っていたことに大きく左右されるのです。「美しい言葉しか口にしない」という……。

メンタル・ギブは究極のアンチエイジング

それはなぜかというと、いつも優しい言葉で献身的に過ごしていると、自分の耳もまた、その美しい言葉を聴きつづけることになりますよね。すると、感情をつかさどる脳の部位がいつまでもみずみずしく感情豊かで、その結果、「抗重力筋」が強くなっていくからなのです。つまり、何歳になっても皮膚がたるまずに、キリッとした表情や姿勢が保ちやすくなるのです。

これは逆もまたしかりで、嫌なことばかり口にしていると、口角は反対に「への字」に下がってしまいます。瞳も輝きを失い、頬が下がりはじめ、なんだかいやーな顔相に。

この現象は、若い人にも見られます。歩きながら、オジサンみたいなへの字口で皮肉を言い合っている中学生。いつもひじをついて、ご飯をメンドくさそうに食べている、姿勢の崩れ果てた大学生。どこでもすぐにしゃがみこんでしまう子どもたち。この人たち……、脳年齢はおそらくかなり老けているはず。

よく考えてみたら、だれしも他人にメンタル・ギブを施そうとするときに、悪態つきながら優しくしたり、しょんぼり泣きながら励ますなんてことなんて、そもそもできませんよね。

世話好きな人は、いつでも他人が喜ぶような素敵な言葉を探し、その言葉を100パーセント口にして、励ましたり慰めたりしている。そしておのずから、自分までニコニコするのが癖になる。そういう行為、つまりメンタル・ギブは、すべて自分自身に返ってくるのです。

つまり、メンタル・ギブが習慣化すると、感情をつかさどる脳部位が若く保たれて、目に見えて抗重力筋が鍛えられ、結果的にだんだん「いい顔」になっていく。

そうです。他人を励まし美しい言葉をたくさん口にすることは、ヒアルロン酸をも脅かすほどの、かっこうのアンチエイジングだと思えてしかたがないのです。

メンタル・ギブをすること、笑顔を人にプレゼントすることが習慣化している人は、みんな何歳になっても美しいです。だから元気。だから綺麗。だからうれしい。だから元気。だから……、なんとしても、この好循環に入るべきだと思います。

3 いざというとき助けてもらえる人、もらえない人

彼が泣いたらあなたはもっと泣いて

友達や恋人が、あなたとの些細な口げんかでメソメソ泣きはじめてしまったとします。もう、ここは街中なのに……早く泣き止んでもらいたいなあ。あなたはそういうとき、どうしますか？

① 泣かないでよ、と謝る
② 楽しい話に切り替える
③ 相手と一緒に泣く

これ、非常に勇気が要りますが……、一番手っ取り早いのは、実は③番！　相手の感情を超えるくらい、あなたが相手の気持ちに寄り添えば、もう問題は解決。ほぼ間違いなくピタッと泣き止んでくれます。

これは経験的にですが、カウンセリングに来ている親子の間でよく見られる現象です。私と話をしていて、お子さんのほうがいろいろと思い出してグスンと泣きはじめたときに、その様子を見て悲しくなったお母さんが、いきなり泣き崩れることがあります。すると、不思議なくらいその子は、ケロッと元気になるのです。お母さんの涙がうれしいのです。

これは涙だけでなく、笑うのも同じ。ご夫婦で相談に来ていて、私の冗談で奥さんがクスッと微笑んだとき、それを見ていたつきそいの旦那さんがうれしくなったのか、旦那さんのほうが思わず声をたてて噴き出してしまうことがあります。

すると、来たときは深刻そうにしていた奥さんが、嘘のように明るくなって旦那さんと、手をつないで帰っていくのです。人間関係って面白いな、と思います。

カウンセリングでは、クライアントと同じ気持ちになること、つまり「共感すること」を一番厳しく訓練されます。悩みを抱えてやってきた相手と、できる限り「情動」を一致させ、それに寄り添うこと。

以心伝心も大切ですが、ときには、「私はあなたと同じ感情なんです」「同じ気持ちになりたいのです」ということを口頭で明確に伝えることもあります。なかなか難しいことですが、共感を重ねることによって、初めてこちらを全面的に信頼して、心の奥にある本当の気持ちを教えてくれるようになる気がしています。

だから、恋人が泣きはじめたりしたら、「泣かないで」とか「面白い話に変えよう」とかでは、まったくだめなのです。それは共感しているのではなく、むしろ、相手の気持ちと正反対のことをしていることになります。相手はあなたに対して本質的に心を開くことはなく、むしろ、この人にはどうせ分かってもらえないと、心を閉ざしてしまうかもしれません。

ですから、もし大切な人が泣いていたら、あなたもその隣で悲しんであげてください。怒ったら、あなたも本気で怒ってください。笑ったら、自分のことのように心から喜んでください。

とりなそうとか、かき消そうとするよりも、思いきって同じ方角へ気持ちを向けてしまうほうが、圧倒的に深い人間関係ができるのです。

共感するともれなく愛が返ってくる

メンタル・ギブが習慣化すれば、共感する力がいつの間にかついてきます。「どうしたらこの人は喜ぶかな」といつも相手の立場でものを考えるのが習慣化されるからです。結果的に人に自己開示させたり、秘密ごとを思わず吐露させせたりするのに長けていることが多いように思います。

真剣に共感してくれる人に対して、嘘はつきにくいのです。

「これ、誰にも言ったことがないんだけど……」と打ち明けてもらえるのは、いつでも相手の感情に共感するのが癖になっている、励まし上手な人だけの特権なのでしょう。


そして、これがポイントなのですが、人は自分のことを他人に開示すると、相手のことについても興味を持ち、こちらも何か共感してあげたいという友愛のような感情を持つようになります。そして相手の悲しみや苦しみも、一緒に背負ってあげたくなるのです。

心理学では、これを「好意の返報性」と呼んでいます。

だから、普段から世話好きな人は、いざというとき絶対に他人から助けてもらえます。

今度は相手と入れ替わりになって、こっちが落ち込んでいるとき、「あの人を

同じ方角へ気持ちを向けると、人間関係が豊かになる

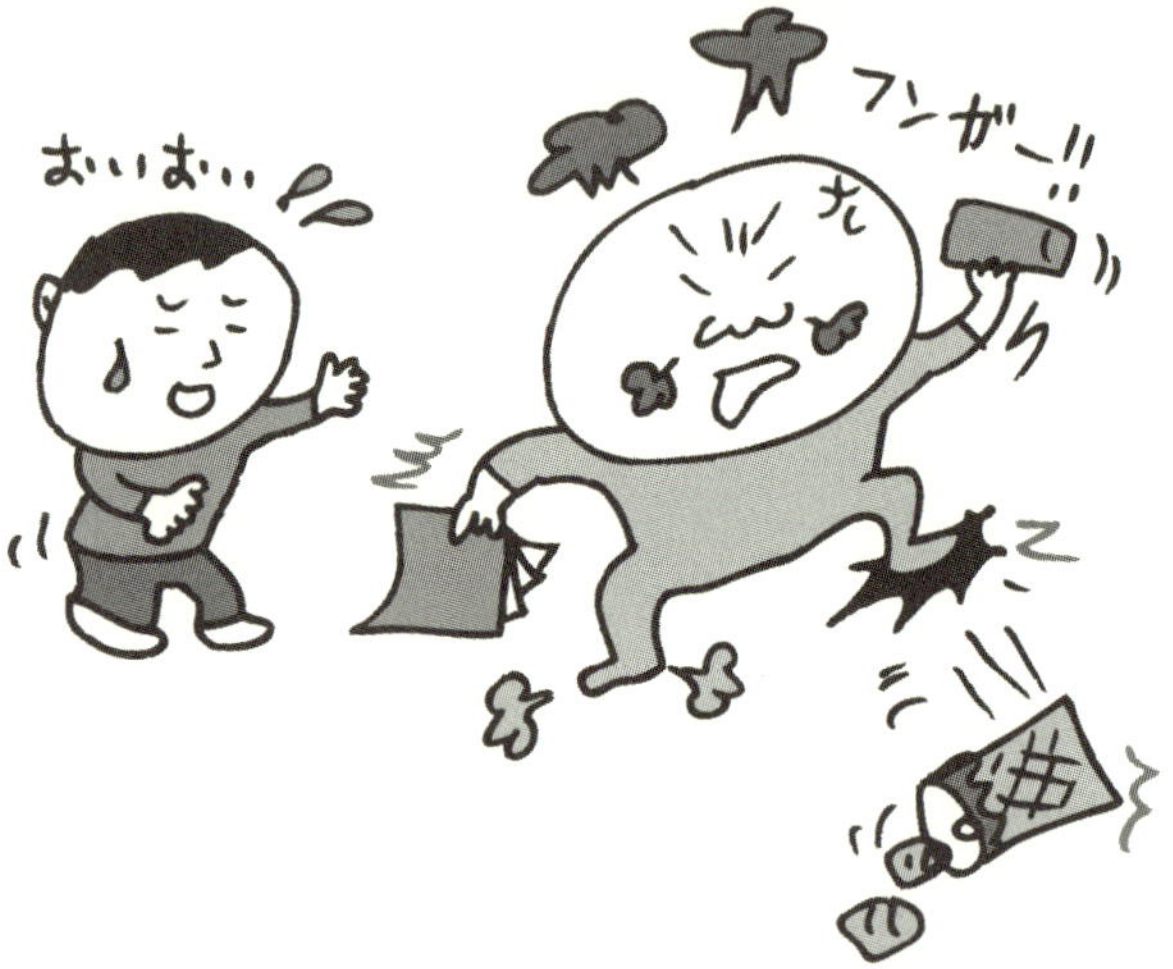

助けたい、共感してあげたい」と思ってもらえる人になれるのです。反対に、普段から励ましや共感といった人間関係から遠のいて生きている人は、いざというときにやっぱり孤独です。

「情けは人の為ならず（優しくすると、それは人のためではなく、めぐり巡って自分のためになる）」。

それは、以上のようなメカニズムで説明できるのです。

世話好きな人は、なぜあんなに元気なのか？　メンタル・ギブは、なぜ相手以上に、本人にとって得なのか？　お分かりになっていただけたと思います。

第 3 章

ムリしなくても自然と力がわいてくる!

「3つの鉄則」で気持ちスッキリ! やる気倍増!

1 人が欲しいのは3つのギフト

エネルギーがないときに本当にできるの？

苦しさにばかりとらわれて、そのことを忘れようと自分をだましたり、「誰か助けて」と受動的な態度でいる限り、そのクヨクヨは長引いてしまいます。むしろ、エネルギーゼロのときは、傷に塩をぬるようにその感情に飽きるまでひたり、他人に対してメンタル・ギブをするくらい能動性を持った方が、自分に元気をチャージすることができるのです。

メンタル・ギブには、相手のためのみならず、何よりあなたにとってたくさんのいいことがある。これまでの章をお読みになって、そのカラクリがお分かりになりましたよね。

でも、メンドくさいなあ、自分にそんなことできるのかな……などと、そろそろ思っていませんか？　ただでさえエネルギーがなくなっているときに、他人に優しくするなんて、可能なことなのだろうかと。

できます！　やってください。

年中体がダルく、朝から「仕事辞めたい」などとぼやいている私でさえも、講演やカウンセリングでありったけの力を使ってメンタル・ギブを心がけることで、いつのまにか元気チャージして帰ってくるのですから。もし、ありったけの力を使わずに、手を抜いて人と接していたら、そのほうがかえってむなしく、疲労するものです。本当に、効果はてきめんなのです。

それに、できます！　と断言できる理由。それは、実は「メンタル・ギブ」なんて、コツを知ってしまえば、どんなに疲れていても、誰にも簡単にできる対人スキルだからです。

3つのギフトを手わたして、早く元気になろう

アメリカの自己心理学者であるコフートの理論と教育心理学者アトキンソンの理論を重ね合わせると、「人が人から与えられたいものは、3つのものだ」とまとめることができます。逆に考えてみると、たった3つしかないのです。

それは……、「希望」、「充実」、「関係」という3つのギフトだと考えられます。この3つを人にギブすることができれば、必ずあなたはその人から感謝され、大切にされ、どんどん明るく前向きな気持ちになっていきます。

自力だけでがんばるドツボ・システムとは、もうサヨナラです。

この3つのギフトを人に手わたすことで、ひとりぼっちのカラ回りはやめて、社会との関係性の中で、(ボランティアのおばちゃんみたいな) ゆるぎないメンタル・タフネスを身に着けていきましょう。

本章ではまず、３つのギフト、つまり、「希望」、「充実」、「関係」とはいったい何か？　どんなものか？　というお話をしていきます。そして次章では、それらをどうやってメンタル・ギブに生かしていくかという、実践方法について考えていきましょう。

2 人はまず、「希望」が欲しい！

根拠がなくても、うぬぼれたい

心理学でいう「希望」とは、「これ、自分にはうまくやれそう！」という気持ちのこと。うまくやれそうだと確信することは、やる気や元気を出すのに不可欠なことです。

しかし、たとえすごく素敵な異性が目の前にいたとしても、「ああ、自分とはつりあわない。うまくやれるわけないな」と思ってしまうと、なんとかアプローチしてみようという元気はすっかり遠のいてしまうものですよね。

つまり（なんの根拠もなくたって）、とにかく「自分にならうまくやれそうだわ」と自分で思えること……、この根拠のないうぬぼれ、言葉を変えると自己愛こそが、人が元気にふるまうための、もっともベーシックな条件なのです。

ですから「大丈夫よ、あなたにはできる！」というメッセージを、人は他人から言ってもらいたくって仕方ないのです。とにかく、「希望」が欲しい。ポジティブな断言をされたくて、心の中ではウズウズしている人が多いはずです。

ウザいと思われない励まし方

では、どうやったらこのような「希望」を、上手にギブできるのでしょうか。

いくら「あなたなら大丈夫よ！」を連発しても、その挙句に「なんだか無責任で、ウザい」なんて思われたら、最悪ですよね。だからこそ、どんな要素が、厳密に人間の「希望」とつながっているのか……、この心理学的な原理を知っておく必要があるのです。

「ウザい」じゃなくて「ありがたい」と思われる、希望の与え方。その原則は次の３つです。

1つ目は、「がんばれば叶う」と思わせること。
2つ目は、「効果的な方法がある」と思わせること。
3つ目は、「目標は身近にある」と思わせること。

この3つのことを感じさせることができれば、あなたは相手にとって、「私に希望の光をくれた恩人」ということになるでしょう。そして、そのメンタル・ギブはあなたに必ず返ってきます。

これから、これら3つの意味を、ひとつずつ簡単に解説していきましょう。

大切なのは〝結果〟が得られること

1つ目の、「がんばれば叶う」と思える気持ち。これは「なせば成る」という格言とだいたい似ています。十分な努力さえすれば、望む結果が得られる！と思い込める力のことです。心理学では、これを「結果期待」と呼んでいます。

「結果期待」が低いと、人は元気になれません。

まあ、それはそうですよね。いくら残業したって誰からも評価されない、いくら恋人に優しくしたって浮気される……、自分の努力に結果がまったくついてこないのなら、やらないほうがまし。骨折り損だと思うとやる気もなくなりますよね。逆に、がんばればがんばっただけ、努力に比例して結果がついてくるとすれば、やりがいを感じてテンションは上がります。

だから、やみくもに「がんばって！」と言うだけじゃなくて、**「がんばれば、それに見合った成果がでるよ」**、そういうふうに、努力と結果を結びつけて相手の心に届けることが大切なのです。

具体的なサジェスチョンをしてあげる

そして2つ目「効果的な方法があると思わせること」も大事。いくら「がんばれば報われるからね！」と伝えられても、そのためには「いったい何をどうすればいいのか」、このことがハッキリとしていなければ、がんばろうにもがんばりようがありません。**がんばる方法や手段を自分が持っているという自信のことを、心理学では「手段保有感」と呼んでいます。**

これもまた、「希望」を持つには必要な要素です。

「手段保有感」が欠落していると、いくらがんばろうという気持ちがあっても、(いや、がんばろうという気持ちがあるからこそ)、手も足も出ない自分に失望し、焦ってばかりで、元気が枯渇してしまうのです。

上司からは、「とにかく売ってこい」「頭を使え」などと言われるけれど、実際は、旧来の売り方ではうまくいかない……そんな経験が重なると、「じゃあ、どうしたらいいの？」という手段保有感の喪失感で意欲が減退します。

自分なりにせいぜい工夫しようと思うのだけど、「工夫」とは何をどうすることなのか、それがハッキリしないままヤミクモに歩いてみたところで、うまくいくわけがないですよね。嫌になってしまいますよね。

「がんばる」ということは、単にエネルギーを放出するだけのことではないのです。目標に向かって、もっと「戦略的に」あれこれ実行することで、楽しさが伴ってきて、エネルギーが注入されることでもあるのです。

だから、第1の「がんばれば、うまくいくよ」にプラスして、「ここをこうしたら、私はうまくいったことがあるよ」というようなサジェスチョンをしてあげると、相手はすごくうれしい。素直にありがとう！　と思える希望の与え方です。

「これならできる」と感じさせる

そして最後の一押し。「目標は身近にある」と思わせることがポイントでしたね。

問題は「うまくいく」ために不可欠ながんばりが、当人が「これならやれそう」と思える射程範囲にあるかどうか。

これが、希望を左右する第3の法則で、心理学では「行動可能性期待」と呼ばれています。

いくら、「がんばればうまくいくわよ」「こうしてみましょうよ」と叱咤激励されても、とてもやれそうにもないような、法外な「がんばり」を要求されるとき、つまり「行動可能性期待」を低く感じてしまうとき、人は希望を見失います。

たとえば、「がんばれば、3ヶ月でモデル体型になれるわよ」と結果期待を高められ、「夕飯を毎日キャベツだけにすればOKだから!」と、その具体的方法を与えられても……、やる気も元気もでませんよね。そんなへビーな努力なんて「自分にはとてもやれそうにない」と思ったなら、むしろ元気はどんどん減退してしまいますよね。

だから、人に「希望」をギブするには、やればできるという「結果期待」を持たせ、そのうえ「手段保有感」を抱かせ、しかもそのうえ、「これならできるわ」という「行動可能性期待」を与える。この3つでワンセットだと考えてほしいのです。

「希望」をギブするための３つの手段

① やればできるという「結果期待」

②「手段保有感」を抱かせる

③ これならできるという
「行動可能性期待」を与える

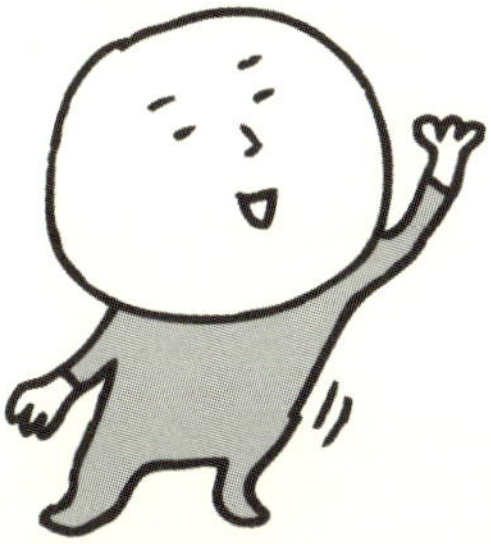

3 そして人は、「充実」が欲しい！

希望と充実、この「かけ算」がキモ

充実を感じさせる、これも元気を引き出すことと直結していますよね。

だって、いくら「うまくやれそうだ」と希望をはっきりと持てたとしても、それによってゲットできるものが魅力的でなければ、気分は上がりませんものね。

たとえば、目の前に、いますぐにでも付き合えそうな異性がニッコリしていたとしても、その相手があなたにとってまったく素敵に見えない、そんなケースがこれにあてはまります。

反対に、たとえいばらの道であっても（いや、いばらの道であるほどに？）、ターゲットがすごく魅力的な王子であれば、どんな困難にもめげず、傷だらけになってても走っていける。人間にはそんな側面もあるようです。

心理学者のアトキンソンによると、やる気は、先述の「希望」と、この「充実」との、なんと「かけ算」で決まるのだそうです。

やる気＝「希望（うまくやれそうか？）」×「充実（それが素敵なものか？）」

希望が高ければ高いほど、充実が高ければ高いほど、やる気は高まる。つまり「元気の公式」はこれ。実にシンプルですね。

ただしポイントは、あえて「かけ算」になっているという点です。かけ算って、片方がたとえ「１００億」でも、もう片方が「０」だったら、答えは結局「０」になるのでしたよね。

ということは……、「やれるわよ！」「報われるに決まってるじゃない」という「希望」と、それに加えて「だって、あれ素敵じゃない！」「こんな楽しいことが待っているよ！」という「充実」……、この2種類をセットで与えないと、意味がないわけです。どっちかだけをゴリゴリ押しても、片方が抜け落ちていると、やる気は結局「0」のままで、元気なんてわいてこないのですから。

でも、充実をギブする、ってちょっと難しい気がしますよね。

ご褒美だけではもう動けない

たとえば仕事のことを例にして考えたとき、「充実！」とか「素敵！」といって第1に思い浮かぶのは、（本音を言ってしまえば）、やっぱり金銭的報酬の多さであることは否めませんよね。給与が高ければ素直にやる気が出るけど、逆に「今回はボーナスカットです」なんて言われると、そんな仕事、いきなりどうでもよくなってしまったり……。もしかして、固定給よりも能力給のほうがやる気が出るというのは、自然の理かもしれませんね。

でも、世界的に見ても、経済規模の拡大なんてこれ以上望めないようですし、また国内的にも不況が続いている中で、多くの企業にとって給与の著しい上昇なんてかなりの期待薄……。高度経済成長期のように、金銭的報酬によって元気をどんどん高めていこうという方策は、ちょっとムリになっているみたいですね。

加えて、景気が低迷しているとはいえ、すでに日本はかつてのような貧しい国ではありません。私たちのように、そこそこの経済的豊かさの中で育ってきた世代は、この状態が簡単には崩れないことを直感的に理解しています。「まあまあ、そんなにガツガツしなくとも、食うに困らない程度には何とかやってはいけるし」……と心のどこかで思っている若者が多いのは事実です。ですから、親や祖父母の世代のように、給与に対してさほど敏感に反応しないところがあると思います。この風潮もまた、金銭的報酬の価値を下げてしまっている要因かもしれません。

では、金銭的報酬で元気を出すのは現実的に難しい、ということで。ほかに考えられる「素敵なもの」としては、「ステイタス」や「ポスト」が浮かびますね。

係長になれば次は課長、課長になれば次は部長と、ポストを次々と得ていくことが、ビジネスパーソンにとっては大きな目標で、仕事へのやりがいを長年にわたって支えてきたのですものね。きっと会社側も、昇格というご褒美をちらつかせ、少ないポストをめぐって競争させることで、社員の充実感を引き出し、みんなの元気を維持してきたのでしょう。

でも！　この状況にも、変化は押し寄せてきていると思います。まず、合理化の流れの中で、組織のフラット化が進むとともに、ポスト自体の数が急激に減ってきています。しかも、それ以前に、終身雇用制とか年功序列賃金という雇用体系が大きく崩れてしまって、会社は必ずしも「生涯を過ごすところ」では、なくなってしまった感じもあります。

さらに、最近の「草食系」と呼ばれる若者のメンタリティとして、「ポストなんていらない。そのほうが責任もなくて、気楽でいい」。そう考えている学生も、本当に多いのです。ですから、ステイタスで充実感を感じさせるのも、ちょっとムリが出てきていると言えそうですね。

やる気を維持できる人はどこが違う？

で、何が言いたいかというと……、このように、金銭的報酬やポストといった、いわゆる「ご褒美」で充実感を高めるという方法は、以前のようにはうまくいかなくなってきているということ。

では、いったいどうすればいいのでしょう？

それは、金銭的報酬やポストなど、外から与えられるインセンティブによる充実感、つまり「外発的モチベーション」に頼るのではなく、もうひとつの充実感のメカニズム、すなわち「内発的なモチベーション」に訴えるという道筋を考えればいいのです。

「人はパンのみにて生きるにあらず」という言葉があります。外からの報酬を得るためだけに、人はがんばれないということ。もっと精神的な充実、内的な満足という、高次のモチベーションを持って行動する生き物だということ。

しかも、心理学では、この内発的なモチベーションを持っている人のほうが、より強いやる気を持ちつづける場合が多いといわれています。

内発的なモチベーション。そういう意味での「充実」。それを相手にギブするためには、次の3種類が必要なのです。

1つ目は、「面白い」と思わせること
2つ目は、「成長している」と実感させること
3つ目は、「自分のことは自分で決めている」という感覚を持たせること

金銭的報酬やポストによる外発的モチベーションが限界にきている今日、人の元気は、これらの精神的「充実」を原理とした内発的モチベーションに負うところが、ますます大きくなってきています。だから今の時代、この内発的モチベーションを支える3大要素を人にメンタル・ギブできる人は、とても貴重な存在です。人からリスペクトされ、感謝されることで、あなた自身の充実感も上昇するでしょう。

4 最終的に人は、「関係」を感じたい！

元気の「源」はここにあった！

人間はそもそも、何を元気の「源」としているのでしょうか？　これ、精神分析の世界では長らく論争の対象でした。

ご存知の方も多いと思いますが、精神分析の祖といわれている、ジークムント・フロイト。彼は無意識の「性欲」に注目し、人はセックスのような本能的な欲求を満たしたいからこそ、意欲的に行動すると考えたそうです。性こそがすべて！　性欲を抑圧すると、元気がなくなる！　……当時としては、たいへんに大胆な発想として注目を集めました。

しかし、フロイト後の理論家たちは首を傾げはじめます。「でもセクシャルな関係が過ぎた後も、人は相手を好きでいられるし、がんばって仲良くしようと思うのは変わらない。フロイトの性欲説だけでは、人の元気の源は説明つかないのではないか」と。

その中の代表的な論客であるフェアバーンという精神分析学者は、こう唱えます。人間の本能はむしろ「関係性」を求めるもので、セックスというのは関係性を強めるためのツールに過ぎない、と。

つまり、人間には「人と関係を持ちたい本能」があると主張したのです。逆にいえば、人間にとって最大の不安は、愛する人と別れる「分離不安」なのだとも。

その後、紆余曲折を経てはいますが、やっぱり人との「関係性」を求めるというのが、人間のベーシックな本能であり、それが元気の源となるということがコンセンサスになりつつあります。

人間を幸せにできるのは、最終的には人間だけ

だから、３つ目のメンタル・ギブは、相手に関係性の面で、心理的な満足を与えてあげること。人間って、自分の心理ニーズを満たしてくれる人については、その人といい関係を保っていたいですし、またその人を失いたくないですよね。だから、よい関係性のメッセージを発信しつづければ、こちらが求める以上にがんばってくれることだって多いのです。

「人間関係が人を動かす」って、一見当たり前のように聞こえますが、あまりシステマティックには解明されていない事実だし、そのテクニックもまだ具体的なものになっていないと思うのです。結局、なんとなく、あの人は好かれるので部下がついてくるとか、カリスマ性があるとか、アネゴ系だとかいわれるけど、それはその人の「天性の資質」であって、ノウハウを真似なんかできない……、そう思い込まれているのではないでしょうか。

でも、心理学では、人間が好かれる以上は必ず「理由」があると考えるし、そ

れが分かれば、ある程度は真似が可能なはずだと考えています。相手と関係を強く結ぶための原則。それは、次の3つに集約されます。

1つ目は、「この人といたら大丈夫」と思わせること
2つ目は、「私は関心を持たれている」と思わせること
3つ目は、「私は期待されている」と思わせること

具体的な技術は次章でお教えします。何度も言いますが、難しいことではありません。メンドくさいことでもありません。

相手に希望を持たせ、充実を感じさせ、そして関係を強くする。これが、メンタル・ギブの真骨頂！　人を幸せにすると同時に、相手以上にあなたも元気になるという一石二鳥です。

では、さっそくそのテクニックについてご紹介していきましょう。

第 4 章

これでもう「凹み知らず」のあなたになれる！

「植木式」心と身体にすごくいい９つの習慣

1

1つ目のメンタル・ギブ、それは「希望」をあげる人

1 「今日はここまで」「明日はここまで」でいい

高い山ほど登りたくなるってホント？

「目標は高いほどよい」「大志を抱け！」などとよく言われますが、心が疲れきっているときは、なかなかそんなふうに思えませんよね。実は心理学でも、「がんばれば手が届きそうな目標」、つまり、高すぎる目標ではなく、ほどほどの難しさの目標が、かえって征服欲求をかきたてると考えられているのです。

あまりにも壮大すぎる目標をかせられると、自分がその目標をクリアするための見通しとかビジョンを持ちにくくなります。ただでさえ疲れ気味のときだったら、努力どころかベッドから出てくるのも、歩くのも億劫になってしまいます。

だから！　何はさておき、元気や意欲を感じるためには、「私には、きっとこれをやりとげることができる」。この根拠なき自信、つまり「希望」を持つことが重要なのでしたよね。その自信を、ぜひ相手にギブしてあげましょう。

方法は簡単です。

「そんなもの、分割払いでいいじゃん!!」

……この言葉に尽きるでしょう。仕事でも恋愛でも。嫌なことは全部分割払いにして、コストを低く感じさせてあげるのです。なぜそう他人から示唆されるとうれしいのでしょうか。これを説明するために、大切な心理学の話を聞いてください。

バンデュラという心理学者は、「人の自信」についてこんなモデルを提唱しています。これは「自己効力感理論」と呼ばれています。

その努力、あなたはできそう？

さて図に示している「結果期待」とは、「ある努力をすれば、きっと成功するだろう」という期待感のことです。たとえば、「夕飯をキャベツだけにすれば、半年で5キロ痩せられるよ」という確実な見通しのこと。まあ、たしかにその方法を続けたら、げっそりと痩せそうな気がしますよね。

それに対して、手前にある「効力期待」とは、「自分がその努力を本当に実行できるの？」という自分への確信のことです。つまり、「え？　でも私って半年もキャベツだけを食べ続けられるの？」という意味での自信のこと。このキャベツダイエットに関しては、効力期待を持てる人なんて、なかなかいないでしょう（健康にも悪そうですしね）。

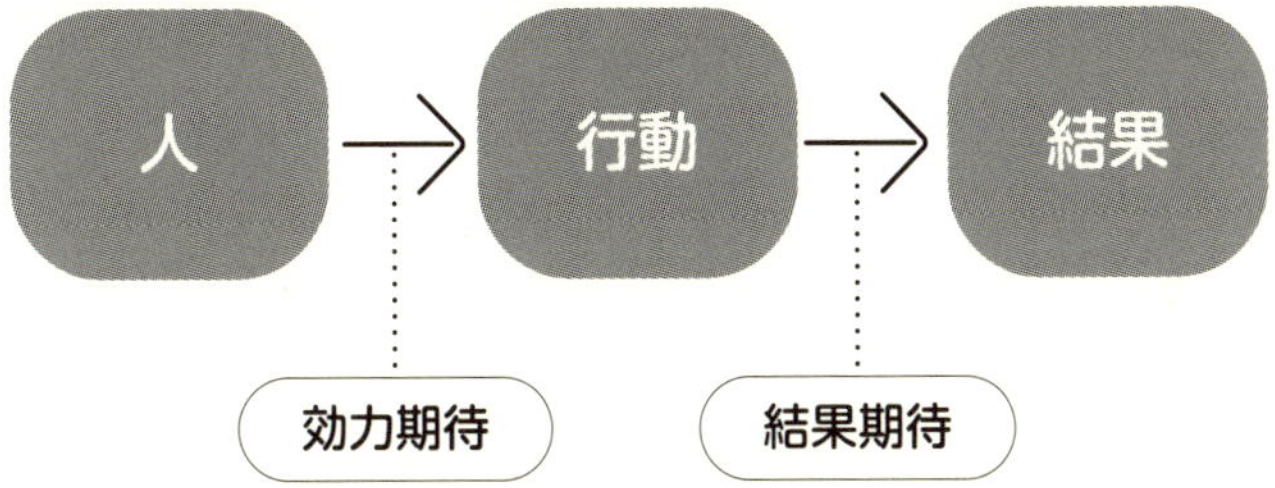

何が言いたいかといいますと、「こうしたら望む結果が得られるよ」という結果期待をどんなに強く感じるようなメンタル・ギブを連打しても、「そのための努力を成し遂げられるのか」いう自信をともなわせない場合、つまり効力期待のメンタル・ギブが省かれてしまえば……、結局意味をなさないということ。

いま、ふと受験時代のことを思い出したのですが、

「１日20時間勉強すれば東大合格だ！」と先生に大激励されても、まったくやる気が起きなかったのは、このメカニズム

のためだったのでしょうね。

「たしかに先生の言うとおり」という結果期待はあっても、「私にその努力ができそう」とは思えなかったもの。

結果期待だけじゃなくて、効力期待。この2つがそろってはじめて、人は元気な気持ちでがんばることができるのですね。これが、バンデュラが主張した自己効力感理論です。

小さな「達成」が肯定感を高める

では、どういう目標設定を示すと、人は元気になれるのでしょうか。バンデュラはシャンクという教育心理学者とともに、目標設定の「近さ・遠さ」に焦点をあて、その影響力についての検討を行っています。

自分は算数が苦手！　と思っている子どもに、全部で42ページあるドリルを、連続7日間行わせました。その際、子どもたちに与えた目標の「表現方法」を、次のように少しずつ変えています。

「結果期待」と「効力期待」のバランスは取れているか？

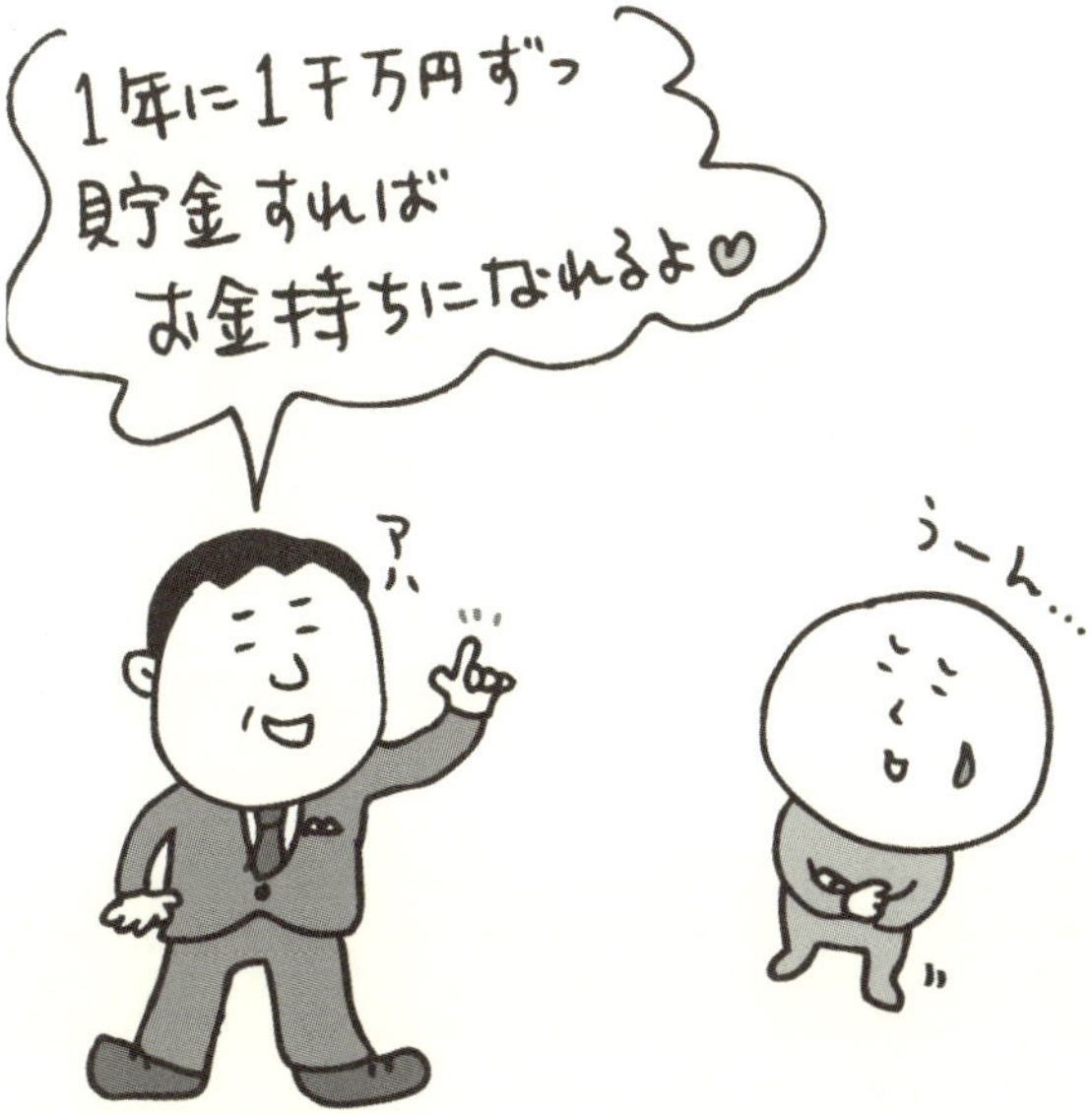
1年に1千万円ずつ
貯金すれば
お金持ちになれるよ♡
アハ
う〜ん…

A　近い目標グループ：1日6ページを目標に勉強しよう
B　遠い目標グループ：7日で42ページを目標に勉強しよう
C　目標なしグループ：とにかくがんばろう

よく見ると、結果としては、すべての子どもが同じ分量のドリルをこなすことになりますよね。

しかし、「その後、算数への自信を持てるようになったか？」という点においては、グループによって大きな差が見られたのです。

「A：1日あたりの目標が6ページ」と、ちょっと挑戦的で、かつ目標をクリアしたという達成感を「その日のうち」に味わうことができる子どもたちは、自信が大きくアップ。しかし、「7日で42ページ」という遠い目標群の効果は、目標を何も設定しなかった子どもたちと、効果はほとんど変わらなかったのだそうです。

たしかに、漠然とした遠い目標で勉強や仕事をしても、「自分は今日ここまでやれたな」というハッピーな気持ちになりにくく、意欲よりも疲れのほうが増してきますよね。

だから、同じ分量をこなすのであっても、大きな目標を小さな目標に分解して見せること。この一工夫が、効力期待の高まり（＝ハッピー気分の高まり）にはとっても大切なのです。

それに、目標を細かく分けると、「今日の部分は全部クリア！」という自己肯定感を何度も経験することになりますよね。でも遠い目標では、仮に最後までやりぬけたとしても、やったぁ！　と思うことができるのは、なんと最後の一度っきりなのです。

そこに至る過程では、ずっと「私は最後までできるのだろうか……」と不安を抱えながら取り組まなくてはならない。仕事とか勉強とは孤独でツラいもの……、自分には不向き……、そう思い込むことになっても仕方ないですよね。

大切なのは、イケそうな数値

この現象は、ショッピングにも似ていませんか。

ショーウインドウ越しに見えるかわいいネックレス。うーん、20万円か。私にはムリだなあ……、そうガックリきていたとき、「分割払いは20回まで承っております。月に1万円ですね」なんて、店員から軽く声をかけられる。と、思わず、「え、じゃあちょっと着けてみていいですか?……、わあ、かわいい。これ分割で……!」。

あの、妙な高揚感と一緒ですね。

一般的に、目標設定には「具体的な数値が大事だ」といわれます。しかし、本当に大切なのは、数値を出すことそのものではないのです。いかに「現実的な数値」に分けて提示し、心理的に低い「コスト」で多くの自己肯定感を得られるプログラムを組むか。

その「分割払い人生」こそが希望を抱かせてくれるのです（とはいえ分割払

いも、あちこちで溜まると大変ですけどね……）。

だから、元気のない人、自信をなくしている人には、「あなたならできる！」だけじゃなくて、「こうすればできるわよ」。そしてさらに、もう一押し！「小さい分割払いでいいじゃん！　今日はここまで、明日はここまで。そのペースだと、１週間でここまでいけるよ」。

これこそが、人を躍動的に動かすための、メンタル・ギブ・ワードです。

2 「アメとムチ」って本当に効果があるの？

成せばなる、って信じられる？

「アメとムチの法則」って、耳にしたことがありますよね。

人の意欲をかき立てたり、行動を思い通りにコントロールしたいとき、相手が望ましいことをしたらアメ（報酬）、望ましくないことをしたらムチ（罰）。これは「行動心理学」の基本なのです。

でもこの法則、そんなに単純なものではないんですって。アメを与えるタイミングや、ムチを与える量を間違えると、かえって人の意欲をそいでしまうことがあるのです。

アメとムチを使い分けることで人の意欲や行動を動かすことを、行動心理学

では「条件づけ（conditioning）」と呼んでいます。

シンプルながらも奥深いこの法則に、心理学者たちは古くから魅了され、小動物を使ってあれこれと実験を重ねてきました。

ここでちょっと、心理学者のつもりになって考えてみてください。

たとえば、T字型の迷路に入れたネズミを、「とにかく右方向にだけ、進みたがるネズミ」に育てたい。さあ、あなただったらどんなカラクリを迷路に仕掛けますか？

単純に考えると、たとえば右側には好物のクッキーを、左側には痛い電気ショックを用意するといった感じを思い浮かべますよね。

たしかにそのカラクリだと、理論的には「アメとムチ」の効果が１００％あらわれるはず。実際に、その実験は何度やっても成功します。ネズミは元気よく迷路をチョロチョロし、右に進めば報酬があること、左に進んだら痛い目にあうことを、すぐに覚えます。元気いっぱいに試行錯誤。めでたし、めでたし、という結果が得られます。


……の、はずが！

アメとムチは本当にワンセットでしょうか？


実験者はここでイジワルをします。電気ショックを少しずつ「強め」に設定していくのです。もし間違えて左に進んだら、バチバチッと火花が出るくらいの強烈な罰が待ち受けているように。すると、事態は一変。

あんなに元気よく迷路を探索していたネズミが、もう二度と、微動だにしなくなることが分かったのです。電気ショックをかけられたらその場でうずくまり、逃げることもせずビリビリに耐えながら、ショックがやむのを、ただひたすらじーっと待っているだけ。かわいそうですね。

あの元気ネズミが、超・無気力ネズミに。

そして、電気ショックがやんで、よろよろとスタート地点に戻ったら、もうぜったいに、右にも左にも進まないのです。「あれ、さっきは間違えちゃったけど、どっちにいったらクッキーあるのかな？」などというポジティブな試行錯誤はしない。「がんばってもこんな痛い目にあうのだったら、もうクッキーとか、いらない……」という心境になってしまうのですね。

成せばなる。これが保障されない、相手を信じられない不快な思いをさせられると、私たち動物はみんな、逃げる元気もふっとんで、その場から動かなくなるのです。つまり、いくら完璧な「アメとムチ」が設定されていても、ムチが強かったり不条理だったりすると、行動自体がフリーズして、前に進めなくなるというわけです。

このような実験が行われるまでは、「アメとムチ」でワンセットのように考えられており、両方とも強いほどよいと考えられていました。でも、ムチはかえって逆効果になることが多いことが、指摘されはじめたのです。

成せばなる……どころか、成しても酷い目にあう、と感じてしまうと、もうムダに騒がず動かず、ひたすらジッとしていたほうが疲れなくて適応的。脳がそう判断するのでしょうね。

で、ちょっと考えてみてください。

思えば、私たち人間の社会も、「成せばなる」が必ずしも保障されるわけではありませんよね。迷路の中のネズミと同じ思い、けっこうたくさんしていませんか。

しかも、成せばなるどころか、最近は「成せば」の部分さえ、あやういと思います。

スピード競争の世の中、マッタリ系の人はそのスピードについていけないことも多いでしょう。あれこれ考えていて、まだ何もしていないうちからタイムオーバーを宣告される。それで、あいつはトロいとか使えないとか言われてカットされてしまったり。

それに、必死に勉強しても仕事しても、婚活しても（!）、世の中には「運」とか「コネ」の要素が多分にあるのはやはり確かで……、いくらがんばっても叱られたり、嫌われたり、失敗したり。努力の末に電気ショックを受けたネズミの悔しさ、よく分かる気がします。

失敗するごとに強くなる人

でも、ネズミと人間は大きく違うところがあるのです。それは、人間の場合は失敗すると、必ず「なんで？」という問いを自分に発するという点です。なんでうまくいかないの？　ほとんど瞬発的にこう考えるのは、次回の失敗を回避するための、人間に与えられた高度な本能。

で、失敗してもぜんぜんフリーズせずに、むしろ意欲的に前に進んでいく人、たまに見かけませんか。逆境に強いというか。そういう人は、失敗したときに、いったい「何を」原因だと考えるタイプなんでしょうね。

努力が足りない？　能力がない？　……違う！

これまで多くの研究が、「努力が足りなかった」と考える人が、一番元気でいられる！　と考えてきました。「もう一歩の努力が足りなかったんだわ」といつも思っていれば、次回へ向けての、さらなる努力に結びつくというわけ。

でも実際の社会では、多くの人がすでに精一杯、とっくに限界的にがんばっていますよね。「なのに、これ以上どうしろというの！」と悲鳴を上げたくなるくらい。

そんな状況の中で、さらなる努力を〜、なんてたたみかけられると、なんだか悲しくなりません？

それは、「努力なんてずっとしてる。ていうか、こんなに努力してるのにできないってことは……、よっぽど私って才能ないってこと？」という、根本的な「能力」とか「センス」といった、今さら変えようもない原因を見つけて、そこを自分で責め、自分でいじめることになってしまうからです。

だから、失敗の原因を「努力」にするのはいいとしても、努力の「量」よりもその向かう方向、つまりクオリティというか、「努力の方法（ストラテジー）がまずかった」と考えるのが、長い目で見たとき、一番前向きであると考えられています。

「あのお客さんに対して、あの丁重な交渉は合わなかったのね。じゃあ次回は強気に攻めてみるわ」とか、「彼はジーンズが好きじゃなかったのかも。次回はワンピースで攻めるわよ」といった具合でしょうか。

こういう人は、いつまでもくじけずに、失敗を次へのチャンスと考えて楽しめます。何度失敗しても、いや、失敗するほどに強くなるツワモノたち。それは、何があっても「もっといい方法があったってこと」という解釈が癖になっている人。そして、次はどんな方法で挑んでみようか、ワクワクできる人。

だから、何か失敗してイジイジしている人がいたら、メンタル・ギブのチャンスです。

かけるべき声は、「次はもっとがんばろうね」「ご縁がなかったのね」なんていう、その場限りのなぐさめではありません。もちろん、ただでさえ電気ショックを浴びて疲れている人に、「努力が足りない」「落ち込むなんてオカシイ」なんていう、叱咤激励も、あなたが嫌われるもと。

「そうか。じゃあ次は、どんなテで攻める？」、そういって一緒に「策」を練って楽しむ。これが最大の優しさであり、相手にエネルギーを与える最強の接し方です。

「方法を変える」というアイデアは、落ち込んでいるときには、当人は意外と思いつかないもの。自分の能力とか、運とか、努力量とかで、頭がグルグル。だから、あなたの「次の一手は？」を促すひとことで、相手がハッとすることって、すごく多いのですよ。

本当に元気になれる！？

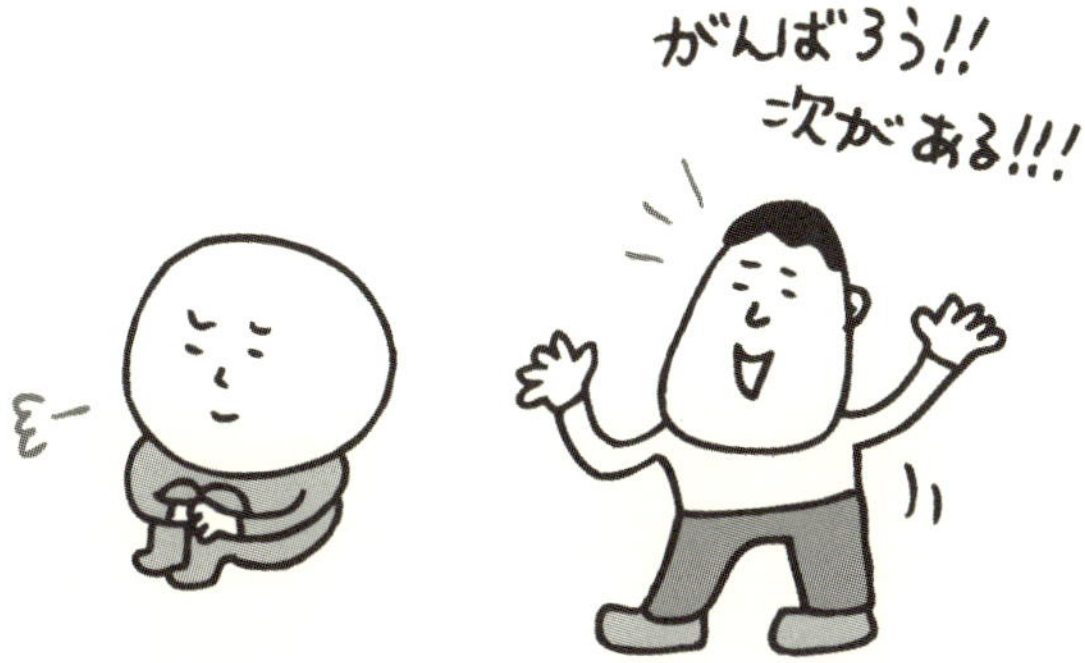
がんばろう!!
次がある!!!

“次の一手”を一緒に考えると、
当事者の視点が変わる！

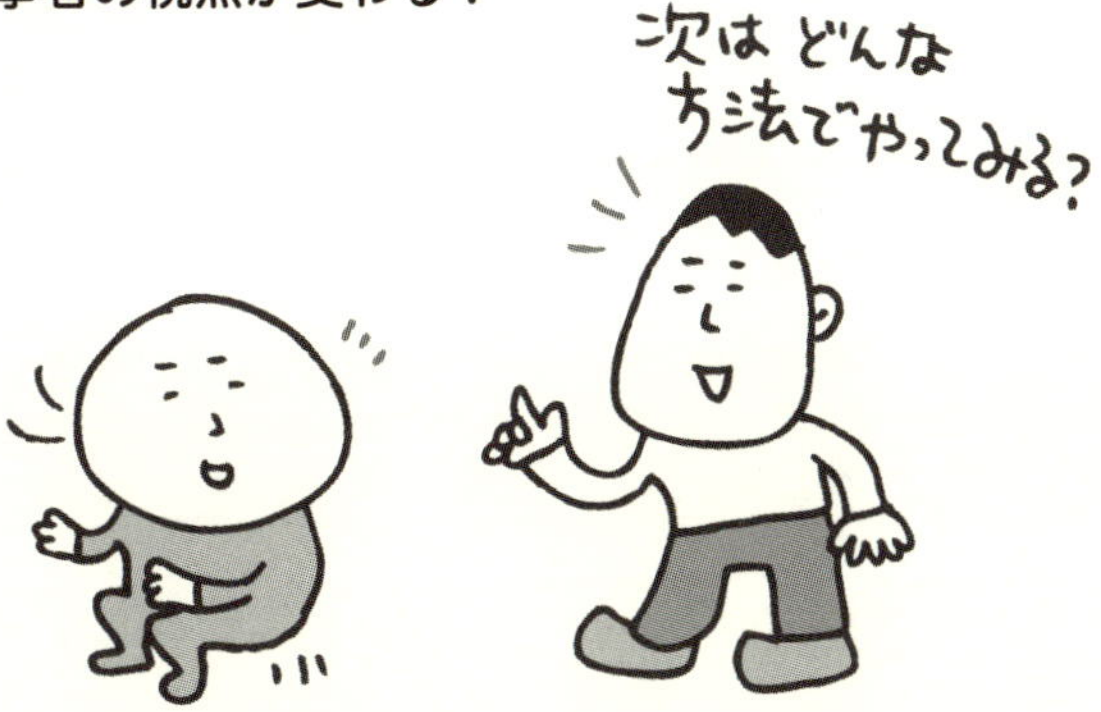
次は どんな
方法でやってみる?

3 「時間」と「空間」が気持ちを動かす！

人は「元気いっぱい」で生まれる

1歳前後になると、発達心理学では「言葉の爆発期」と呼ばれるほど、脳や筋肉の動きが活発になるそうです。私の甥っこはちょうど1歳半になりますが、目に見えるものすべてに対して「ああ！」と感極まったような声を発し、すごい執着心を見せます。

置いてある財布からクレジットカードを抜き出しては眺め、噛みつき、それを取り上げたら今度はケータイのボタンを押しまくって、モシモシーとか言って。赤ちゃんの心の元気、つまり好奇心はとどまるところを知りません。

お母さんはいつもその好奇心との戦いで、いかに息子の元気を押さえ込むかに必死（？）。これは多かれ少なかれ、どの家庭にも見られる光景ですよね。

メンドくさそうに、憂鬱そうに遊んでいる乳幼児とか、まず見たことがないですよね。人間はみな、もともと意欲・好奇心・元気に満ちあふれて生まれてくるのですね。

それなのに、人って大人になると、どうしてあの異様なテンションをなくしてしまうのでしょうか。

「何をしてもムダ」とボヤく人への応急処置

心理学者セリグマンの実験は、そのナゾを解く有名なもののひとつといわれています。

さっきはネズミでしたが、今度はイヌが対象動物です。実験方法は、イヌを身動きができないよう固定して、またもや体に電気ショックをかけるというもの。

なんかこう書いていると、心理学実験ってとんでもない動物虐待みたいですが、違いますからね。電気とかでケガさせたところは、後でちゃんと治療します。元気になるまで面倒みるのが、研究者倫理で決められてますので、ご安心ください。

話を戻します。ネズミよりもイヌのほうがショックへの耐久性があるため、イヌはなんとか電気ショックを止めようと、ありとあらゆる行動に出ます。固定装置を蹴っ飛ばしたり、逃げようと暴れたり……。

でもこれもまた非情なことに、イヌは何をしてもムダで、電気ショックは「イヌの努力」とは無関係に、実験者のさじ加減で流されつづけたり、いきなり止められたりする仕掛けにされているのです。

こういった操作を繰り返すうちに、やっぱりイヌはもう、電気ショックを止めようとしなくなります。さっきのネズミと一緒で、電気ショックにじっと耐えるだけ。つまり無力感に陥って、生きる元気を失うのです。

なぜそうなるのでしょうか？　その理由がポイントです。

「それは、さっきのネズミと一緒で、電気ショックなんて痛いことをされたからでしょ」と思うでしょう？　でも、どうもそれだけではないのです。だって、痛み的には同じだけの電気ショックを受けながらも、鼻でスイッチを押すことにより、「自力で」電気ショックを止められるよう条件設定されたイヌは、どんなひどい電気ショックが来ても、まったく無力感には陥らなかったのです。

つまり、電気ショックのような嫌な「トラウマ」が元気を奪い去ってしまうのではなくて、それを自分のがんばりではどうすることもできない……、そう感じてしまったとき、その人は無気力になっていくということ。

この2点を限定させる

このような、「自分が何をしてもムダであるという経験が生み出す、無気力状態」のことを、セリグマンは「学習性無力感（learned helplessness）」と命名しました。

「学習性」という表現に違和感を持たれる方も多いと思いますが、この概念こそがこの実験のカギなのです。

「学習」とは経験を通して何かを身につけることですよね。ふつうは、学習するといったら価値のあるもの、役に立つものをイメージしますよね。でも、学習性無力感では、何をやってもいいことないのだから、「努力するだけバカバカしい」という信念、まさに「成せばなる」とは正反対の感覚を「学習」してしまったというわけ。

心理学者ヒロトらは、これと類似した実験を人間にも試みています。

たとえば大音量のチャイムや道路工事の騒音をズーッと聞かせつづけ、自分では部屋から逃げることも音を止めることもできない経験や、解決不可能なパズルを「解けます」といつわって解かせられるといった経験をさせつづけると、人だっていとも簡単に、「何をやってもバカバカしい！」という信念を学習してしまって、動かなくなってしまうんです。

元気をどこかに置いてきてしまった大人たち。

きっと、こういう不条理な経験にさらされる中で、「元気を出さないほうがトク。がんばるのはバカバカしい」と、いつの間にか心のどこかで思い込んでしまっているのでしょうね。赤ちゃんの頃は、走り回って財布に噛みついていたくせにね。

この学習性無力感は、成功経験を積むことによってだんだん解消されていくことが分かっています。

前出の、「分割払い」や「方法の分析法」や「目標設定の方法」などを、的確に変えていってあげればいいのです。心理学者バンデュラは、１年かけてそのプログラムを実施し、無気力な子どもの治療を行っています。

この理念を応用して、あくまでも応急処置的に、一言で元気を出させるメンタル・ギブを考えてみましょう。

私がぜひおすすめしたいのは、「とりあえず今だけがんばれ」「ここが君、ホンキ出すところ！」と、こちらから時間・空間を限定してあげること。これが最も効果のある言葉であるようです。

「アイデンティファイ」が相手の心にカツを入れる

だって、これから先、何をやってもムダなんだろうなあ……と暗い長期的展望を持っている人に、「がんばっていれば、いいことあるから」なんて言っても今はどうせ信じてもらえないし、「昔は元気だったじゃない。さ、あの頃のあなたに戻りましょ」などと冗談まじりに言った挙句、「バカにするな！」と患者さんをキレさせていた看護師さんもいました。

メンタル・ギブの３つ目。それは、相手の現状を言葉にしてあげる、「アイデンティファイ」という行為です。「いつも元気じゃなくってもいい。たしかに世の中、バカバカしいことだらけだ」と深く同感したうえで、「でも、ここでしかホンキ出すところないぞ！」、そう限定してあげてほしいのです。

世の中には、いったい自分がどこで、どんなタイミングでがんばればいいのか、分からなくなっている人が多いんです。学習性無力感のシワザでね。

だからこそ、「今こそ、君の出番！　次回はもうないよ」……、その「断言効果＋限定効果」は、相手の気持ちを強く動かします。うわべだけではない、あなたの心からのエールが相手に届きますよ。

2

2つ目のメンタル・ギブ、それは「充実」をあげること

1 「つまらない」が「面白い」に変わる瞬間

いつか大ミスをしでかす人

仕事をしていても、ゴハンを食べていても、遊んでいても、いまひとつエネルギーがない人。笑顔少なめで、なんとなくつまらなさそうな顔をしている人、最近の若い人に少なくないですよね。

私も講義をしているとき、授業の始まりから終わりまで、ずーっと大あくび、

貧乏ゆすり、ボンヤリを臆面もなくくり返している学生さんがいますが、彼らはいったい何しにきてるんでしょうか……。私の授業がつまんないのはスミマセンが。それにしてもしかし。

で、そういう同僚や知り合いと一緒に過ごさなければならないとき、あなたはいつもどういう対応をしていますか？

人って、退屈を感じながらも無理に仕事を片付けようとするとき、どうしても集中力が上がらずに、いたずらにダラダラと時間ばかりが経過。そのあげくミスまで多くなってしまいますよね。そのうちに取り返しのつかないような失敗をするのも決まってこの人たちです。

だから、もしあなたが会社の先輩で、部下が毎日つまんなさそうにしている場合、それが回りまわって仕事の成果に大きく響いてくるわけです。だから、単に「あの人って、何か退屈そうねえ……」と、他人事として見過ごすわけにもいかないのですよね。

もう大人なんだから、仕事の充実感くらい自分で見つけて取り組んでよ！

と思われるかもしれませんが、若い人は、これが自力ではなかなかできないものなんです。

だから、相手に「仕事の面白さ」とか、「物事への好奇心」をあおってあげるのも、メンタル・ギブに求められる、役割のひとつなのです。

では、どのようにしたら人の知的好奇心をうながすことができるのでしょうか。心理学的には、２つのテクニックを提案することができます。

あなたが「安全基地」として振る舞うこと

まず、１つ目。これは、テクニックというよりは、知的好奇心や探究心を引き起こさせるための大前提であるといったほうが正確かもしれません。それは、上司（先輩）が部下（後輩）にとっての「安全基地」の役割を担う、ということ。

小さな乳幼児が目をきらきら輝かせて、何かをいじったり、どこかに行こうとする様子を思い起こしてください。ハイハイしながらも、親のほうをチラチラ振り返るでしょう。

このような、ちょっと危ない探求心を繰り出すためには、親としっかりした絆が必要なんですね。何かあれば、すぐに親という名の「安全基地」へ帰れる。そう確信しているときに、子どもなりの冒険や探索ができるのです。

だから、「親がこっちを見てくれているな」ということをチラッと確認して初めて、幼児は沼地や藪といった危なっかしい場所に、ギャアギャアと言いながらも踏み込もうとします。でもひとりぼっちのときには、案外と、安全な場所でおとなしく平和に、(でもちょっと退屈そうに、)遊んでいるものです。

きっとこれは、大人同士でも同じですよね。

だから、退屈そうに仕事をしている人を、これ以上「ひとりぼっち気分」にしないことが大切です。

私も気をつけていますよ。なんだか無気力で退屈そうな学生さんには、「サークル楽しい？　バイトとかしてるの？」などと、廊下や学食でそれとなく話しかけるようにしています。「私、あなたのことちゃんと認識してるのよ。見てるからね」というメッセージを伝えるために。

それだけで、授業への取り組みが積極的になったり、楽しそうな表情が増えたり、出席率が上がったりすることも少なくないのです。

矛盾する気持ちを逆手にとって突っつくこと

そして、２つ目。

それは、心理学の用語でいうと、「認知的不協和な状態を起こさせる」という言い方になります。認知的に不協和……？　ムズカシイ言葉ですね。これはいったいどんな状態でしょうか。

不協和とは、矛盾する２つの気持ちを、心の中に同時に持っているときに生じる、一種の「緊張状態」のことです。このような状態は、当然ムズムズとした不快感を生じるので、人はなんとかその不協和を改善したい！　心の矛盾を解決したい！　と思います。そして、いったいどうしたら改善できるのだろうか？　とちょっと躍起になり、その解決に意欲的になるのです。

具体的にいきましょう。

たとえばあなたが、新しいブランドバッグを買おうと思ったとき、女性誌やインターネットなどをかたっぱしからチェックして、新作バッグを買ったとしますよね。ところがいざ使ってみると、想定していたように物がたくさん入らない。しかも、もっとかわいい新作バックを、友達が颯爽と持っていた……。

そうなると、「A：私は購入前によく調べた」「B：それなのに買い物を失敗した」という、相反する矛盾が、あなたの中でグルグル回ることになります。つまりこれが、「認知的に不協和」な状態になるわけです。自分に腹が立ちますよね。これは不快であり、なんとか心の中で合理化して解消したい。

そこで、人はどういう行動にでるでしょうか。

多くの場合は、買う以前にも増してテレビやネットに熱心に目を通し、自分と同じバッグを持つ女優さんを見つけるたびに、アッこれ私と一緒！と異常に敏感に気づくようになります。そして「この春、この新作バッグは絶対買い！」

などと、自分のバッグを褒めてある記事を引っ張り出し、再び熟読を始めます。しまいには、買ったバックにぴったりなデザインの靴をさらに買い足したりして、「やっぱりかわいい。私の選択は正しかったのね。」、そう思おうと努力するでしょう。自分のとった行動を、心の中で正当化することに燃えるのです。そういうことって、たまにあるでしょう。

これでネボけた心に一気に火がつく

この心理メカニズムは、いつもつまらなさそうな顔をしている人へのメンタル・ギブに、ばっちり応用できます。

たとえば営業。

「訪問販売は、日曜日の午前が最適」と思い込んで営業にでかけた部下が、手ぶらで帰ってきたとしますよね。このとき、その部下の心の中はこんな感じ。

「A：日曜午前は在宅率が高いし、話を聞いてもらう時間もあるはず」「B：がしかし、何も売れなかった」。これは不協和でいっぱいなはずです。

さて、そういうときがチャンス。

単に「ねえ、ダメだったの？　ゼロ？」と一緒に残念がっておしまいにしちゃうか、それとも、この状態を逆手にとって、「エッ？　それはフシギだね。なんで、なんで？」と、相手の持つ不協和感、矛盾をあえて強調するような言葉をかけるか。この違いは大きいですよ。

本来ならば、本人は不協和なことなんて忘れてしまいたいから、「チェッ、ダメか。やっぱ営業なんてつまんない。最初っからムリ」とあきらめで終わってしまうところが、誰かの「すっごくフシギじゃない⁉」という不協和をかき乱すような対応によって、心の中には大きな変化が生じます。

たしかに。チクショウ。なんでこの私のアテがはずれたのよ？

その不快な感覚を、今度は「忘れよう」とするのではなく、なんとか「抜け出そう」と躍起になるでしょう。燃えるでしょう。

「なぜ日曜でダメなの。午後のほうがむしろいいとか？　いや、曜日の問題じゃないのか？」と、眠っていた探究心がムクッと起き上がるのです。

できたらあなたも、一緒になってそれを解決していこうと、あれこれ話し合ってあげるともっとベターなメンタル・ギブができるはずです。つまらないだけだと思っていた仕事に、なんともいえない「面白み」を発見させるきっかけとなるのです。

このように、あなたが少し「安全基地」としての役割を担いつつ、「認知的不協和をあえて強調する」テクニックを身につけて日々実行することによって、これ以上のあくび、貧乏ゆすり、ボンヤリは確実に減少します！

うまくいかないことがあったら「フシギじゃない!?」と一緒になって首をかしげてくれる人。何気ないことへの好奇心と面白さに気づかせてくれた人のことを、相手はとっても「トクベツな人」だと感じるのです。

2

思いきった「方向転換」で意欲が増す

教えても教えても分からない人たち

いったい、彼女は何度言ったら分かるんだろう……物覚えが悪い人と仕事をしていて、思わずそんなため息をつくことってありませんか。

仕事のやり方なら、1から順を追って懇切丁寧に教えた。顧客先での営業方法や細かな話し方まで、いつも詳しく言って聞かせてやっている。なのに、なんでいつも同じところでミスするの。あの子、本当に仕事する気があるのかしら。

これ……、結論から言ってしまえば、このような人には、この先あなたが何度「言い」つづけても、永久にダメなままです。

しかも、言われつづけているほうの後輩は、きっと飲み会とかで、「そんなにいろいろ言われてもなあ。あの人うるさい。耳にタコ」などと、同僚にぼやいているに決まっています。

話を聞いていると、彼や彼女は、どうもやる気がないわけではないのです。早く仕事を覚えたいとか、営業ができるようになりたいとは誰しも思っている。でも、どうしてでしょうね。先輩から言葉で教わるだけでは、いまひとつ、しっくり身についてこないらしい。

このままでは、熱心に教育している上司にとっても、それを懸命に聞いている部下にとっても、悲劇のくり返しですね。どうやら、教え方そのものについて、一度考え直してみる必要がありそうですね。

「教え方」には全然違う２つの方法があった！

世の中には、

①　言葉で説明するほうがよく伝わることと、

②　「見せる」ほうがよく伝わること

この2つがあります。

①が有効なのは、数学の解法とか、帳簿のつけ方とか、交通ルールとか。「ノウハウ」がはっきりしているものは、言葉で明確に説明されないと分からないですよね。隣で数学の天才が問題を解いている様子を「見せられた」からといって、こちらまでスラスラ解けるようにはならないもの。

で、ここでちょっとふりかえると……、私たちって子どもの頃から、「言葉」によって何かを教わる経験ばかりしてきましたね。学校でも、塾でも、そしてお母さんの小言も。そして一日中浴びせられる説明によって、ぐったり萎えていましたよね。

そういう経験が影響しているのでしょうか。社会に出て、人に何かを教えたり導いたりする立場に立ったとき、しゃにむに「言葉を尽くして」教えようと躍起になってしまう人が多いように見えるのです。

でも、本当は言葉を使って教え込むよりも、②の方法、つまり「見せて伝える」ほうが、数倍も効果的な場合があるのです。しかも、相手も萎えない。あなたも疲れない。

心理カウンセリングの場面では、恐怖症の治療などにこの方法が応用されています。たとえば、ヘビに対して極度の恐怖感を抱いている患者さんに、

「ヘビは安全な動物なの。よく見ればかわいいじゃないですか！　大丈夫ですよ！」

とカウンセラーがいくら言葉を尽くしたとしても、（いや、言葉を尽くすほどに）ヘビへの嫌悪感は拭えないでしょう。

しかし、巨大なヘビと普通にからまり合っている人や、ヘビと無邪気に遊んでいる子どもの映像を継続的に「見せる」という治療によって、患者さんは「へー、すごいな」とか言いながら、しだいにヘビへの不当な恐怖感を捨て去るようになるのです。

「見せる」指導が適切なのは、もちろん恐怖症に限ったことではありません。

たとえば、芸術や伝統工芸、料理人の世界も、こっちですよね。師匠が弟子に、言葉を尽くしてガミガミ説明しているシーンなんて見たことない。「師匠の

技を見て、それを盗め」、それがお決まりの世界ですよね。

「見せる」指導が効果的なのはどうして？

じゃあ、その教育法が継承されてきたのはいったいなぜでしょうか。

それは、師匠の仕事を常に成功させているのは、いわゆる「カン」や「タイミング」と呼ばれる種類の知識であって、そもそも数学の解法みたいに、完全に言語化できるノウハウじゃないから。

で、実はよく考えてみると、現代のビジネスの世界にも、カンやタイミングみたいなもの、つまり言葉ではそもそも「継承不可能」なことって、少なくないんですよ。

営業トークとか、プレゼンとか、ダンドリとか、挨拶の間合いとか、愛嬌とか……。それを、無理やり言葉に翻訳（？）して、部下にすべてを口で伝えようとするのは、もともと無茶というもの！　お互いに疲れるでしょう。

だから、ちょっとそれをやめてみてください。

ただ営業に同行させる回数を何倍も増やしたり、理想に近いプレゼンテーションを手本としてたくさん「見せ」たりするほうが、効果的に技術を身につけさせることができることも少なくない。「説明する」教育から「見せる」教育に転換したとたん、言葉では伝わらなかったことが、案外すんなりと受け入れられることも、たくさんあるのです。

ガミガミ説明されるよりも充実感が増す

しかも、ここが肝なのですが、頭ごなしに口で説明するよりも、「今日は見てるだけでいいよ」「ちゃんと同行してね」という教育法は、相手の自尊心を損なうことがありませんよね。だから、後輩たちも、元気に意欲的に学べると思うのです。

もちろん、あなたも疲れないし、良かれと思ってやったことを嫌がられずに

言葉では伝わらずとも…

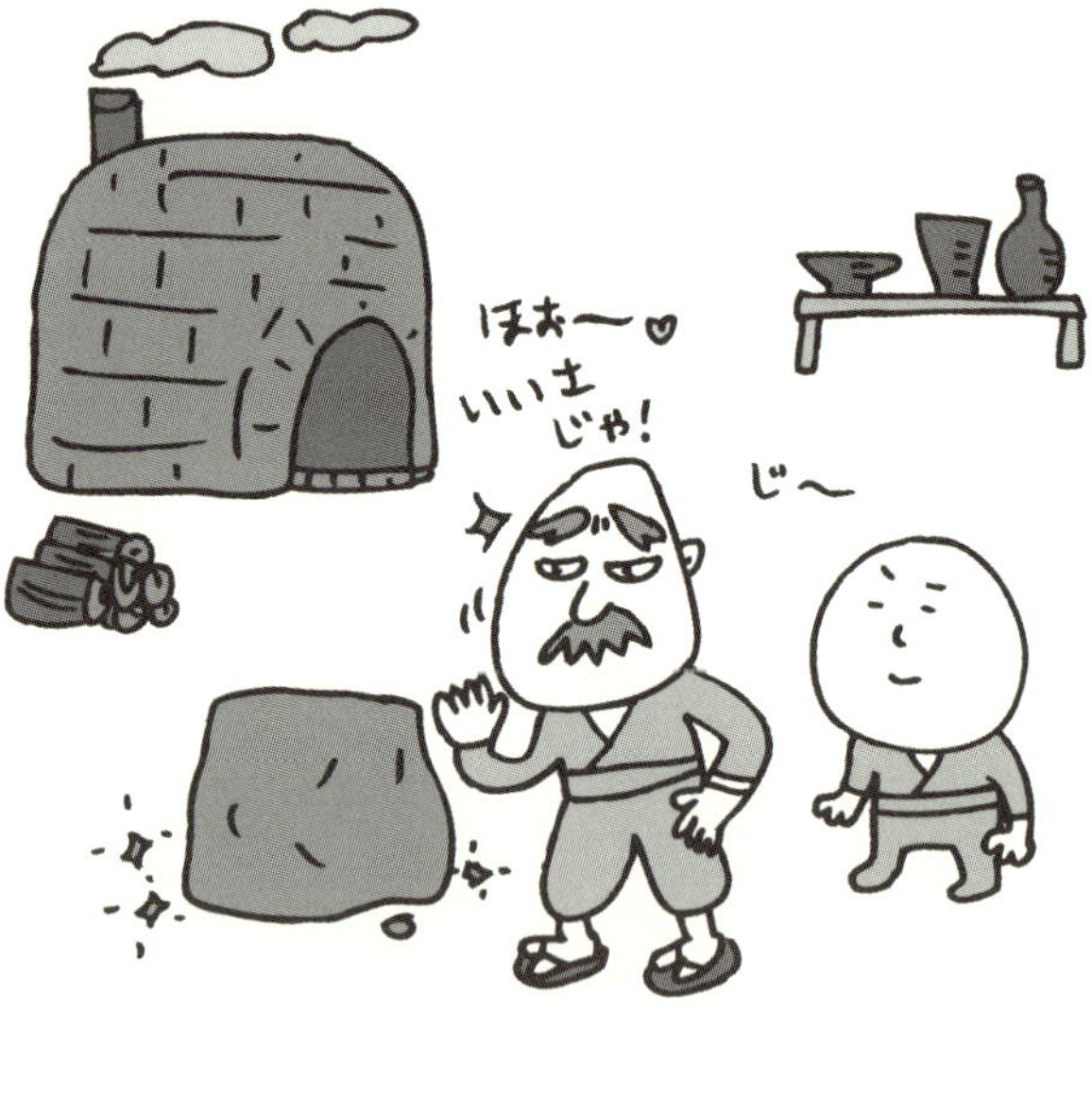

すみます。

私も、実は大学生の入社面接試験対策のカリキュラムを受け持っているのですが、ほとんど口で教えません。私が受験生役になって、やって見せるほうが早い。こう入って、こう座って、こんなことを相手に話して、目をしっかり見て、ときどき笑顔を見せて……という風に、大勢の学生の前で、私が実際にやって見せるのです。

「先生のやり方を見てて、雰囲気がよく分かった。ああやればいいのね。私もがんばれそうです」と必ず言われます。学生は、「やり方が分かった」という、例の「手段保有感」をたずさえて、がんばってみよう、これは面白い、努力のしがいがありそう、という充実感を感じているんでしょう。

充実を与えるメンタル・ギブの２つ目。それは、「あのね、見てるだけでいいから」という、ちょっと思いきった方向転換。この「見てなさい」方式を実践できる人はとても希少です。だから、後輩から「この人はただ者じゃない」「ついていきたい」とリスペクトされる確率は、とても高くなりますよ。

3

「愛ある丸投げ」がいいのは理由があった

自分はチェスのコマだと思ってない？

「いっつも同じ仕事しかさせてもらえないんですよ。私、もっとデキるのに」

「まったく、入社してからしょうもない仕事ばっかりさせられて……」

そんなことを口々にぼやき合うビジネスパーソンたち。今日もカウンセリングルームでさんざんグチってます。

彼らにとっては、元気だのモチベーションだのとんでもない。こんなつまらない仕事を一生懸命やれっていうほうがムリ！　という心境みたい。とにかく今の仕事は自分には合わない！　というのがおきまりの口ぐせ。

心理学者のドシャームは、こんなことをいっています。

人には「オリジン型」と「ポーン型」の2種類がいる。オリジン（origin）

というのはチェスの指し手、ポーン（pawn）はチェスのコマ、それも前に一歩ずつしか動きようのない、将棋でいう「歩」に当たるコマのこと。

「オリジン型」の人は、自分がどう振る舞うかは、自分の選択でいかようにも決定できるという認識を持っている。反対に「ポーン型」の人は、何もかもが外的な力によって支配され、自分はそれに従うしかないとの意識を持っている、と。

オリジンかポーンかを決めるのはあなたしだい

どうでしょうか。あなたの周りの人はオリジン型？　それともポーン型？　そして、あなた自身はどちらのタイプでしょうか。

これは、管理職だからオリジンだとか、アシスタントだからポーンと簡単には決めつけられるものではないんですよ。たとえば大企業の社長さんであっても、

「景気が悪いし、政府の経済政策もまずいから、どうも経営もうまくいかない」

とポーン的な考え方の人もいっぱいいます。これは、景気や政府がチェスの指し手で、自分がチェスのコマになってしまっているってこと。

一方、たとえばスーパーマーケットのレジのおばちゃんでも、

「このマーケットは私の持ち場。お客をサッとさばくも並ばすも、全部アタシの腕しだい！」

といった具合に、きわめてオリジン的な意識の人も存在します。こういう人は、どんな仕事でも、どこかで決められてものをこなしているだけとは、絶対に考えていません。

人生は自分が主人公となって創造していくものと考えていて、無理なく楽しみを見つけ、またその中からやりがいを生み出していこうとしているのです。

もし、あなたの周りに異様に暗くて元気のない人がいたとしたら、それはこう思っている可能性が高い。「自分なんてどうせチェスのコマ、つまりポーンのまま一生が終わる……」って。

こんな信念を強固に持ちつづけるならば、この先いくらキャリアを積んだと

しても、素敵な結婚をしたとしても、ずーっと、「いやな仕事ばっかりやらされている」「パートナーを間違えた」といった被害者みたいな意識からは逃れられないです。

グチグチ言いながら生きていく人が近くにいるのも、ちょっと迷惑な話ですよね。

どんなに大きな組織でもオリジンになれる

とはいっても、「そんなこと言わないの。しっかりして！」と言われるだけでは、かえってへそを曲げてしまうのが人間の弱さでもあります。

かといって機嫌をうかがう必要もないのですが……、ときには「あなたの運命を決めているのはあなた自身なのよ」というメッセージを発信することで、オリジン的なもののとらえ方を身につけさせることが、元気への近道になることがあるのです。

でも現実的には、組織が大きくなるほど、意思決定は上層部でなされて、それが上意下達で伝達。末端の組織とか構成員にはただただ、それをミッションとして実行することだけが求められる。どうしても、そうなりやすいのは事実ですよね。

そうなると人は、「どうせ自分が何を言っても変わりはしない」「何もかも上が決める」といった感覚になってしまって、だったら「どうなったところで私には責任ない」といった態度に出やすいのも仕方ないですよね。意欲も元気も、出すだけムダなことだと。

そうなっちゃった人に、オリジン的な感覚を与えるためには、実際にオリジンを経験させるしかありません。

つまり、「ここは全部あなたにおまかせする！　やってみて！」と、なんらかの重要な意思決定を一度その人に丸投げしてしまうのです。ちょっとリスキーであっても。一度は、そんな思いきったことをしてみないと、何も変わらないでしょう。

結果、自分の意見が少しでも採り上げられて方向性が定められたとなれば、応分の責任も感じますし、うまくいけば「誇り」に、失敗したら「恥」にもつながりますよね。だったら、どうしたってがんばろうと、その人、全力出すしかないですもん。しかも、「え～？　ムリですよ」とか言いながらも、なんともいえない充実だって感じられる。

その際、単なるおまかせではなく、「私が責任をとるから」という後押しの言葉も大事です。メンタル・ギブをする人は、お母さんのように、常に「探求者の安全基地」を担ってあげることがポイントでしたよね。

かといって、そう難しく考える必要はありませんよ。ただ、「見守っているよ、私と一緒にがんばろう」という言葉をかけてあげるだけで、じゅうぶんに相手は幸せです。それどころか、あなたのファンになってしまう可能性も大かもしれません。

3 最後のメンタル・ギブ、それは「関係」を強める言葉

1 1年の間に何が起きたのか？

〝信じ込むこと〟ほどパワーがあるものはない

「ピグマリオン効果」って聞いたことありますか？

ピグマリオンというのはギリシャ時代の王子の名前。あるとき、彼は自分の理想とする、すごく綺麗な女神の像を石に刻んだそうです。

純真な彼は、その女神像を眺めれば眺めるほど、だんだんマジで恋をするよ

うに。自分で彫った石なのにね。「いいや、彼女は彫刻なんかじゃない、僕だけの女神なんだ」……、そう決めつけて、懸命に彼女の身体を洗ったり、食事を用意したりと、完全に人間扱い（カノジョ扱い？）する日々。

その様子を見ていた美の神アフロディーテは、ピグマリオンのことがかわいそうになってしまったのか、石像に本物の命を与えたんですって。そしてピグマリオンは、石から生まれた理想の女神と結婚し、幸せに暮らしたというお話。

で、このギリシャ神話から名前をとって、「なんでも必ず叶う！　と強く信じつづけると、本当にそれが実現しやすくなる」という現象を、心理学では「ピグマリオン効果」と呼ぶようになったのです。

ホントかな、信じれば叶うなんて。たった今まで、「さんざんがんばっても、どうせ電気ショック」シリーズの話を聞かされてきたから、腑に落ちないですよね。でもね、こんな面白い実験もあるのです。

心理学者ローゼンタールは、小学生の担任に、とんでもないウソをつきます。彼は小学生にテキトーな知能テストをさせて、その結果を担任の教師にこのように報告しました。

「先生にだけ、将来成績が伸びそうな子の名前をお教えしましょう」

しかし、それは実験のためのカラクリ。彼は、知能テストの成績に関係なく、名簿から何人かの子どもをランダムにパパッと選びだし、教師に「この子の記憶力は将来伸びます！」とか「この子の読解力は大学生なみですよ！」と、潜在能力があるというウソを伝えたのです。権威ある学者がそこまで断言するのだから、教師はそれを信じてしまいますよね。

そして、それから1年後……どうなったでしょうか。

なんと、そのときランダムに名前をあげられた子どもは、「本当に」全員成績が伸びていたのです。ただの石像が、ホントに女神に変わったのです。

うーん。1年の間に、いったい何が起きたのでしょうか。

それは、「この子は伸びるんだ」と信じ込んだ教師が、期待をかけた子どもに、「答えが分かるまで気長に待ってみる」「他の子よりも難しい問題にチャレンジさせてみる」「自信をつけるような声かけをしつづける」といった教育的グッドアクションを、１年間にわたって知らず知らずのうちに、ずーっと行いつづけていたのです。

子どもの潜在能力が伸びたのではなくて（本当はそんなものないわけだから）、潜在能力を信じ込んだ教師のほうが、本当に能力を顕在化するような、エコヒイキを行っていたのです。

根拠がなくても〝期待〟を伝えつづけよう

よく、以心伝心とか言いますが、この現象は、それとは微妙に異なります。

期待オーラがいつの間にか相手にも伝わった、相手もそれを感じてがんばった。というのではないのです。ピグマリオン効果のポイントは、「勝手に期待しているこっちサイド」が、いつの間にか相手にとってグッドアクションを意図的に起こしつづけ、そのために、実際に期待通りになった（というか、「した」）というところにあるのです。だからこそ、人の能力を信じるって大事なことなんですね。

ピグマリオン効果。私たちもこの効用を大いに活用しようではありませんか。とにかく、まずはまったく根拠がなくても、周囲の人に心から期待や信頼をよせて、彼らの潜在的能力を信じることからスタートです。

そして、何よりも、そのことを意図的に伝えることが大切。

「あなたはすごく伸びる能力を持っていると思う。私は本当にそう思う。でも自分では気づいてないでしょ？」、とね。

そして、たとえ相手がヘマをやったとしても、「でも、あなたは本当はできるんだから」というメッセージをそれとなく伝えつづけましょう。そうしているうちに、あなたのほうも、実験での教師のように、知らず知らずのうちに相手の力を向上させたり、元気を出させたりするような、適切な働きかけを行えるようになってくるものです。

潜在的能力を信じる。

そしてそれを意図的に伝える！

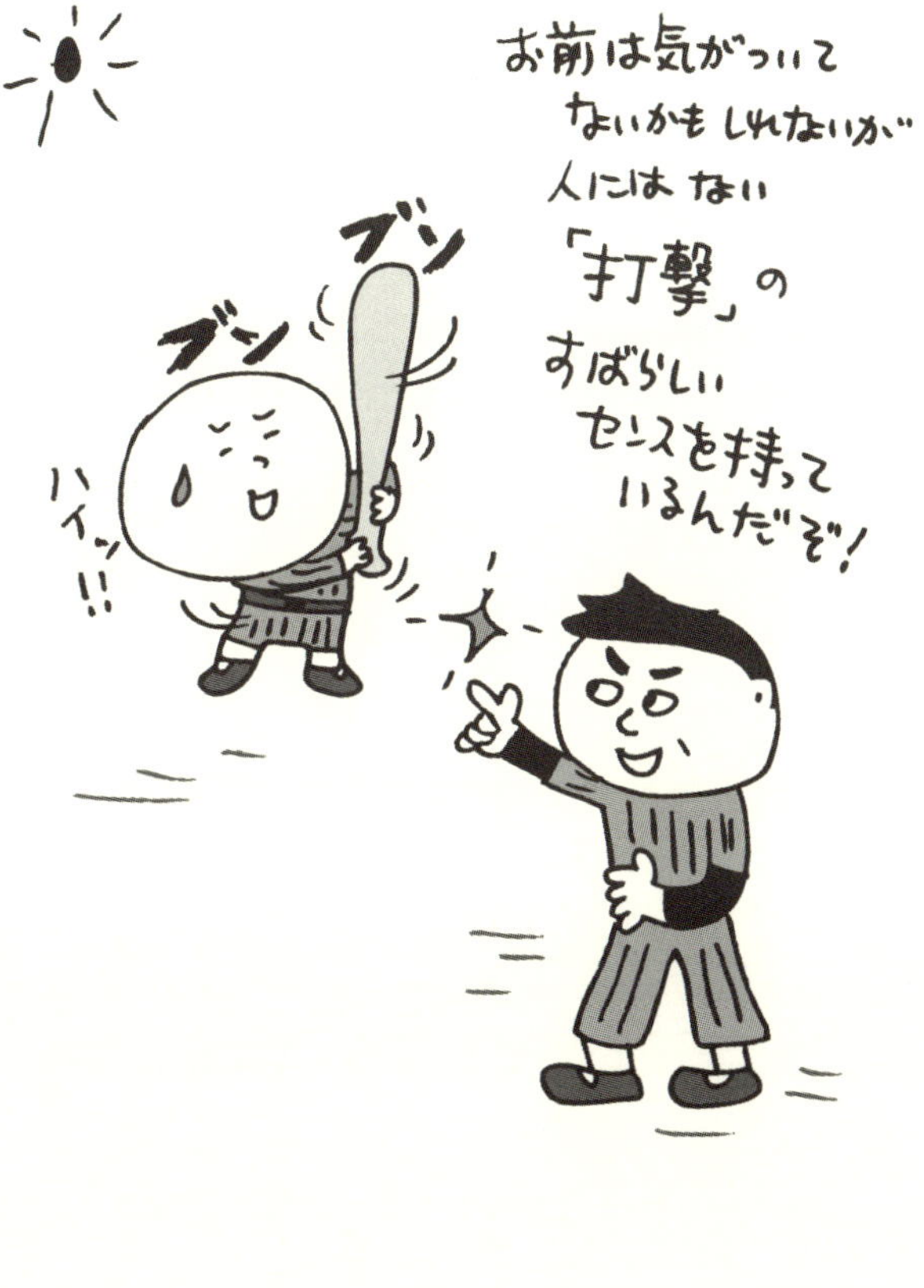
お前は気がついて
ないかもしれないが
人にはない
「打撃」の
すばらしい
センスを持って
いるんだぞ！
ブン
ブン
ハイッ!!

「できる人だから期待する、できない人だから期待しない」。これは誰もがすでにやっていること。

メンタル・ギブができる人はその反対もやるのです。「期待するからできるようになる、期待しないとできなくなる」、いつもそう思って声をかけるのです！

そういえば、私がまだ研究者になったばかりの頃、大御所の教授（かなり泥酔中）から、「植木はこの先もぜーったい大丈夫。すごいんだからキミは。自分がそれに気づいてないの！」と、お尻をバーンと叩かれました。まったく根拠はなかったと思いますが、そのときの高揚感を今でも覚えています。

でも、今でもそれが妙な自信として記憶に残り、自信を失ったときの支えとなっています。

この人といると元気になる、この人についていこう。相手からそう思ってもらうには、ローゼンタールのウソ実験も役立つものですね。根拠がなくたって、相手の潜在能力への期待を口にしてあげるのは、人間関係を強くするのにすごく効果があるのです。

2 巧みな言葉よりも「率直な感想」

疎外感ほどツラい気持ちはない

ひとりぼっちのときに暗い気持ちになることもあるけど、逆に、周囲に人がいっぱいいるときに、「私だけ浮いてる？」という疎外感を感じたとき、もっともっと凹んでしまうことってありますよね。

私自身、小中高校の間に４回転校した経験がありますが、学校が変わるたびに、子ども心に強い疎外感を感じていました。たとえるなら、東京にいるときはクラスが一体になって巨人を応援しているのだけど、大阪にいけばクラス中が「阪神！　阪神！」と叫んでいる感じ。どっちにも乗れない疎外感。

で、自分はどこに行っても落ち着くところがなく、結局大人になっても、巨人も阪神もなんとなく好きになれない。思い起こすと寂しくなったり、なんとなくムッとしたり。「疎外感」って、ホントに居心地の悪いヘンな気持ちなんですね。

そんな状況のときは、周りがいくら楽しいお祭りムードになっても、（いや、お祭りムードだからこそ）かえってドンヨリした気分になっちゃうんですよね。ある心理学の調査によれば、疎外感を感じている人は、集団に対して敵対行動をとったり、人の足を引っ張ったりする傾向が強いんですって。ちょっと、その気持ち分かる。

たとえば、「ガッツのある職場」が会社の風土になっていて、ほかの人はみんなそれに乗れていてテンションが高い。そういうときに、みんなと仲間意識を持てずに疎外感を感じている人がいたら、周囲のハイテンションを見るにつけて、「あーあ、アホくさ」は強まりますよね。

あげく、本人は意識せずとも、どことなく周囲に冷ややかな目を向けちゃう。そういう態度って意外と目立つから、疎外感を感じている人が混じっていると、チームの士気は一気に下がりかねない。そして「ウザい」存在にされてしまう。

でも、疎外感を感じている人は、決してその状況を好んでやっているわけじゃないですよね。ちゃんと仲間に入れてもらっているという感覚さえ持てれば、敵視なんていうくだらないエネルギー浪費をしたくないはず。

仲間はずれがツラいからこそ周囲を敵視して、それで嫌われちゃって、また疎外感をよけいひどくする。悪循環を起こしているのですよね。

疎外感をとり除くにはどうしたらいい？

自己心理学者のコフートは、長年の臨床経験を積んだ結果、晩年になってからこの「疎外感」の問題を非常に重視するようになったといわれています。

それまでのコフートは、患者をとにかくほめたり注目したりする「鏡」の機能と、患者に安心感や生きる方向性を与えてあげる「理想化対象」の二つの役割をカウンセラーは担うべきで、それが心の元気に直結すると主張していました。

でも実際は……、いくらカウンセリングでほめても、「どうせ高い治療費をもらっているから、そんなこと言ってくれるんでしょ」という感覚が抜けなかったり、カウンセラーのことを理想化するどころか、

「先生のようなご立派な方に私のことなんか分かるはずがないわ」とスネてしまったりする患者がいる。「幸せなあなたに、私の悩みなんて分からない」、私もそう言われることがたびたびあります。いやいや、たいして幸せでもないいんだけど。

そういうことを言っている患者が心の奥底で感じているもの。それこそがきっと、「疎外感」なのだろうと思うわけです。「自分は先生とは、同じ世界の人間ではない」「自分は世の中とは関係のない人間だ」という感覚なのかなと。

だから、「カウンセラーだって患者と同じ世界の人間なのだ」と実感させてあげることによって、患者の疎外感が外れ、ようやくカウンセリングの土俵に乗ってくることに気づいてきたのです。

「かっこ悪さ」で相手とつながる

だから、たとえば「自分がみじめだ」と嘆く患者さんには、

「たしかに今のあなたはみじめで、私は権力者のように感じるのかもしれないけどね、『患者さんを治せないカウンセラー』って、あなたが考えている以上に、超・みじめなものなんですよ……」

という形で、自分も同じ人間として「みじめな存在」であることを表現します。ときには、

「あなたは自分だけがダメ人間だと思っているみたいだけど、私だって精神安定剤を飲むことはしょっちゅうあるの！　いろいろツライの！」みたいな、逆切れ的自己開示（？）で、自分も同種の人間であることを伝えると……、患者さんの顔はパッと明るくなるのです。「そっか、この人でもそういうふうになることあるんだ。自分と同じ人間なんだ！」って。

これも、相手との「関係」を強固にする、簡単かつ効果的なメンタル・ギブになりますね。

一緒に飲みに行ったりゴハンに行ったりして、「あ！　私もそれ苦手なのよね～」「私も昔こんな大失敗をしたの」「ハイテンションについていけなくて悩んだことがあったわ」ということを知らせるだけで、相手の疎外感がふっと楽になることは少なくないのです。

あなたにとても親近感を感じるとともに、「かっこ悪い自己開示をしてでも、私のことを励ましてくれたんだな」と、後になってジワジワと気づくもの。

さらに、もし会社全体が「ガッツのある営業」で燃えているときに、自分だけ乗れていないで疎外感を感じている人がいたら、「みんなも必ずしも乗っているわけではないけど、カラ元気でも出さないと燃えないじゃない。仕方ないのよ」という形で疎外感をラクにしてあげれば、本人もみんなとの一体感を持ちやすいでしょう。

相手の持つ疎外感をいち早く察知し、「あなた私も同じ人間！」という感覚を

与えてあげることができれば、人間関係のひび割れを早期に解消でき、あなたとの一体感が一気に高まります。

巧みな言葉で、テクニカルに励ます必要なんてないのです。「あ、私もそれダメなのよ……」という率直な共感が、人の心をフワッと感動させることだってあるのです。

3

今こそ必要な濃い関係

誰でも「オンリーワン」になりたい

「何もキミにこだわらない。ほかの人に変わってもらうだけだから」

「お前の代わりなんてほかにいくらだっているんだ！」

職場で言われて、これ以上にグサッとくる言葉……、私は知りません。別に私なんて、どうしても必要ってわけじゃないんだ。そっか。そうなのね。

そう思うととたんに凹んでしまって、もう家に帰って布団かぶって寝たい。そのくらい元気がなくなってしまいます。

と、こういう話を少し年輩の人にしてみると、「へえ、キミって、扱いにくいねえ」と、さらなる追いうちが。「いいじゃないかそんなこと」と、絶対に笑い飛ばされる。まあ、たしかにおっしゃるとおりで、もっと自分に自信を持っていれば、何を言われても「だから何なのよ？」と、はねつけられるんだろうけど。

でも、なんて言うか、「自分はかけがえのない人」「オンリーワン」っていう感覚ですか？　せっかく生まれたからには、やっぱりそれを感じていたいじゃないですか。

50代後半～60代くらいの上司に聞くと、「一番ナイーブで扱いにくい」と感じるのは、私のような30～40歳くらいの人らしいのです。自分たちが若かった頃は、もっと「自分は自分。オレにしかできないことがある」という、揺るぎない何かを持っていたと。

それって、ちゃんと「自分はかけがえのない人間だ。誰がなんと言おうと知るかよ！」という、「アイデンティティ」がちゃんとできていたってことですよね。

なぜ「宿題」を積み残してしまったの？

アイデンティティという概念をつくった心理学者エリクソンによれば、「自分は何者か」という自己確信は、なんと10代後半にはつくりあげておくべき宿題だって。やばい。

ということは、私なんてとっくに中年期をむかえているのに、まだ「自分さがし」なぞに揺れてメソメソ言っちゃって、かなり遅れているということなんでしょうね。

でも実際には、そういう大人ってたくさんいませんか。というか大多数じゃない？　あなたは違いますか？　団塊世代の人たちみたいに強く生きている？

ここ15年くらいの青年期の傾向を調べたデータによると、いわゆる「アラサー、アラフォー」の多くは、中高校生の時期に、「自分のアイデンティティについてまったく意識しないまま過ごしていた」、と答えているのです。

たしかに、なんとなく目先の楽しみや受験勉強にばかり没頭して、「自分のかけがえのなさ」について信じるなどという、立派な大人になるための重要な宿題を、いい歳になってまで持ち越してきている。

だからでしょうか。結婚とか出産とか、エリクソンの唱える中年期の宿題である、「親密性」とか「生産性」という、次の段階まで進めない人が増えているのかもしれませんね。

オンリーワンになれる「貢献の場」を提供しよう

それはさておき、現代の人々の多くは、30代以降という年代にさしかかって初めて、「自分にとって働くこととは何か」とか「この会社にとって自分はどういう位置づけなのか」ということを、今更ながら、あわてて悩みはじめている。そして、その地位が少しでも揺るがされるとすごく傷つく。

こんな現状に加えて、団塊世代、リーダー世代は「ほめ方」「おだて方」があまりうまくないですよね。「バカかお前は、いつまでも幼稚なこと言って」と突っ込まれるだけ。

だったらもう、同世代の間でメンタル・ギブしあうしかありませんね。べつに美辞麗句をならべろというわけではないのです。ただ、冒頭のセリフの「正反対」を、人はみんな聞きたい！

つまり、「あなたにこだわらない」じゃなくて、「あなたにだからこそ、お願いするの」。今必要なのは、この濃い関係性に尽さるのではないでしょうか。「この仕事はキミにこそ、やりとげて欲しいんだ」「君の代わりになる人なんていないんだから」という、かけがえのなさを感じさせてくれる言葉。

そんなの気持ち悪いなんて、言っている場合じゃないのです。

だって、こういう言葉こそが、アイデンティティがいまだにウヤムヤな悲しき中年ゴコロを一気につかむ、決定的な口説き文句に違いないのだから！

「充実のメンタル・ギブ」の箇所でも言いましたが、人は、もはや給与やポストだけのために働く存在ではありません。仕事や生活を通して「かけがえのない自分」を見つけ、他者との関係性の中でそれを具現化させていきたいと願う存在なのです。

だから、メンタル・ギブに大切なのは、アメやムチだけで「調教」しようとする役割だけではなく、一人ひとりに「貢献の場」を提供すること。それを通して、相手のワン＆オンリー欲求みたいなものを満足させてあげること。

たとえお世辞でもいい。「君はかけがえのない存在！」と誰もが言ってほしいのです。それが、関係を固めるだけでなく、強い絆になっていく。しかも、相手はあなたの期待にこたえようと、全力で尽くそうとする。こういうさりげない言葉がけが、どんどんいい人間関係をつくっていけると思うんです。

ね。メンタル・ギブって、意外と簡単でしょう。

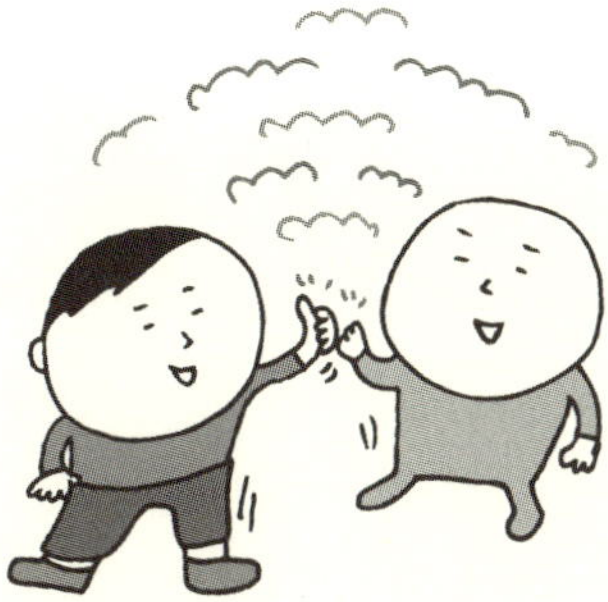

お互いにメンタル・ギブしあえば、
幸せを呼び込める！

おわりに
～もっと力がわいてくる！　元気になれる！

ボランティアのおばちゃんは、なんであんなに元気なのか。他人に優しくすると、なんでこっちが元気になるのか。メンタル・ギブのもつおそるべき効用。しかも実践してみると、効果のワリには、簡単な技術たち。

だから、「だれかに助けてほしい」「だれも私に元気をくれない」……そう嘆きながら、アテにならない「だれか」を待つのは、今日でもうおしまいです。

あなた自身が動きはじめましょう。他人にメンタル・ギブをすることが、あなたの活力へと変わるのです。

はじめはバカバカしいと思いながらでもかまわないのです。とにかくここに書いてあったことを、すぐ始めてください。そうしたら本当に、いいことがたくさん待っているのですから！

つかむのではなく全力で手放す

まず短期的には……。

人を励ましたり親切にしたりすると、「私ってステキ。私って社会の中で生きてる」。

というように、自己肯定感が一気に高まるんでしたよね。「私は人間としてイケている」という自負や自己愛を、身体に叩き込むことに。その習慣は、あなたの心に元気の素をつくりだします。

でも、それはひとりぼっちじゃできません。他人のエネルギーを利用し合うしかないのです。

「利用」といっても、実際にやっていることは、ものすごい「親切」。

昔話にありましたね。一本のワラを欲しがる子どもに、迷わずワラをあげる。そしたらミカンが返ってくる。今度は喉がカラカラに渇いている人にミカンを差し出す。そしたら「命の恩人」と言われて馬をもらい……、「ワラシベ長者」

と同じシステムですね。これは、お互いがうれしい。

しかもポイントは、メンタル・ギブを続けているうちに、最終的に「長者さま」になっちゃうのはあなた。「希望」や「充実」や「関係」を出会う人にギブしてあげているうちに、あなたが誰よりも幸せになるのです。心理学的にも、社会学的にも、論理的にも。どう考えても。

しかも、お坊さんみたいに修行とか開眼とかできなくても、インスタントに心のステージが上がる（気になれる）。

だから！　エネルギーゼロのときこそ、ワラをも「つかむ」のではなく、ワラを全力で「手放す」。はやく元気をもらいたいときは、これが一番かしこい方法だと、私は信じています。

もっとも即効性のあるセラピー

ところで……、

先日学会で、アメリカから来日した「精神薬学」の権威とお話しする機会があったんです。せっかくなので思いきって、凡庸と思いつつもこんな質問を。「元気がない人にとって、いま一番即効性のある薬剤は何ですか？」と。そのまんまのことを聞いてみたのです。

そしたら、権威は意外と首をひねりつつ、ずいぶん深ーく長考したあげく……、なんとひと言、「food」と。あの薬学の大先生が、「食い物だ」と。

これ、すごく大切な発想だなあ、と思いました。

今はいろいろな薬物療法があって、たしかに服用中はかなりの効果が認められる。だけど、本当に人間らしく、自分の命で生き抜いていくのに一番大切な「薬」……、それは最終的には、きちんとものを食べるという、**スタンダードな本能に根ざした行為なのですね。**

本格的に研究している人は言うことが深いわ……、とボンヤリしていたら、すかさず私も権威から仕返しを。

「じゃあキミ、一番即効性のあるセラピーは、いま何なんだ？」って。

私は迷わず答えましたよ。「それは、利害関係のない他人からの感謝、です」って。先生はなんだか満足げに笑いながら、「excellent（合格）」と、私の頭をポンポンとたたきました。ドキドキして倒れそうになりました。

食べ物が、人の身体をつくる「基本」であるのと同じ。

誰からでもいい。他人の「ありがとう」の気持ちを全身に浴びつづけることが、明るい心をつくりつづけるための基本だと思うのです。


だから、「ありがとう」を引き出すのに即効性のあるメンタル・ギブは、人が本当に元気に生きていくための、もっとも原初的で重要な自己セラピーに違いありません。

ミラクルな言葉でもう凹まない

そしてさらに！　メンタル・ギブを数日間も続けると、だんだん「自己強化」するのが上手になります。自己強化？……それは、「自分で自分を鼓舞するテクニック」という意味です。ここで、前章で紹介したミラクルな言葉たちを、もう一回見てみましょう。

①「分割払いでいいじゃん!!」
②「次は、何流で攻めるの？」
③「ここが、ホンキ出すところ！」
④「え？　すっごくフシギじゃない!?」
⑤「あのね、見てればいいから！」
⑥「ここはキミにおまかせ！　責任は私がとる」
⑦「あなたの才能ハンパない。気づいてないでしょ？」

⑧「あ！　私もそれ、苦手なのよね～」
⑨「あなたにだから、お願いできるの！」

こういう言葉がけを習慣化していると、その言葉は相手にだけじゃなくて、「あなた」の心にも浸透してきますよね。相手も元気にするけど、実はそれより一足早く、あなたの考え方が抜本的に変わるのです。

メンタル・ギブのつもりで他人にやっているうちに、いつの間にか、自分で自分に「分割払いでいいじゃん！」とか、「ここが、ホンキ出すところ！」と言い聞かせるようになる。そして、「これ、すっごくフシギじゃない？」「あなたの才能ハンパない。気づいてないでしょ？」といった、前向きな自問自答ができるようになる。

これが習慣になると、少々凹むことがあったって、自分を奮い起こして立て直すこと、つまり自己強化することがとても上手になってきます。

ちなみに⑥番のセリフは、「ここは『私に』おまかせ！　責任は『みんなで』とるのが当たり前」に変えて自己強化を。そして一日も早く、支配されるチェスのコマではなく、指し手（オリジン）として、積極的にゲームを楽しんでください。

さらに⑧番のセリフは、「あ、こういうの、『あの人だって』絶対苦手なはず〜」に変えて自己強化を。ネガティブな気持ちになることや、苦手意識や疎外感を感じているのは、あなたひとりじゃないのです。

自分だけができない……、自分だけがオカシイ……、それは絶対に違います。「カウンセラーも、精神安定剤に頼る日々アリ」「カウンセラーも、パニック障害に苦しむ日々アリ」。これが事実であるようにね。

優しさのギブ&テイクこそ自然な姿

このように、メンタル・ギブは、

① 短期的には、自分に元気や自己愛が即効でチャージされます。

そして、

② 人から感謝されるという「心の栄養」「元気の素」を浴びることができます。

さらに、

③ しだいに人からの「好意の返報性」の確率も高まります。

さらに習慣化しているうちに、

④ しだいに自己強化もうまくなり、あなたのメンタルがすごくタフに変わっていきます。

ね。ワラシベ級に、コストパフォーマンス高いでしょう。

「無償の愛」もロマンティックだけど、「見返りを求める愛」だって、人間くさくて本物らしくて、私は信じられる。愛は一方的なものではなく、人と人の間を円環的にグルグル循環するもの。だから、優しさのギブ&テイクを目指すなら、まずはメンタルのギブ&ギブが必要であり、それが人間としてはむしろ社会的生物として自然な姿だと思うのです。

ですから、「ワラシベ的にコストパフォーマンスを得るなんて、本当の愛じゃないわ」なんていう、暗黙の決めつけも捨てて！　この本、前向きに役立ててくださいね。

末筆になりましたが、大和出版の岡田祐季氏には、本書の企画から編集においてて大変な労をとっていただきました。「先生にだから、お願いできるの！」のメンタル・ギブの連打をありがとう。この場をお借りして心よりお礼を申し上げます。

植木　理恵

つい「凹《へこ》んでしまう」から抜《ぬ》け出《だ》す本《ほん》

すぐに効く「植木式セラピー」

2012年4月29日　初版発行

著　者……植木理恵《うえきりえ》

発行者……大和謙二

発行所……株式会社大和出版

東京都文京区音羽1-26-11　〒112-0013

電話　営業部03-5978-8121／編集部03-5978-8131

http://www.daiwashuppan.com

印刷所……誠宏印刷株式会社

製本所……株式会社誠幸堂

装幀者……斉藤よしのぶ

装画者……斎藤ひろこ（ヒロヒロスタジオ）

乱丁・落丁のものはお取替えいたします

定価はカバーに表示してあります

©Rie Ueki　2012　Printed in Japan

ISBN978-4-8047-0454-8